バイタルサインでここまでわかる！

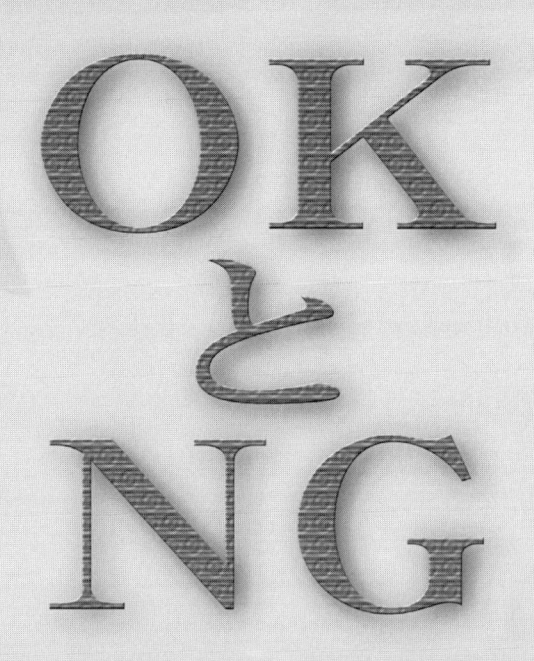

OKとNG

Generalist Masters ③

徳田 安春

筑波大学大学院人間総合科学研究科　臨床医学系
水戸地域医療教育センター　教授

カイ書林

「ジェネラリスト・マスターシリーズ」シリーズ 刊行のことば

医療再生の鍵は"総合診療"に！
―――臨床現場の課題に則して先輩の「ジェネラル・マインド」を学ぼう！

　2010年4月に，日本プライマリ・ケア学会，日本家庭医療学会，日本総合診療医学会の3学会が統合して新しい「ジェネラリスト」（総合診療医）の学会（「日本プライマリ・ケア連合学会」）が発足しました．新学会は，新しい時代のニーズに対応するため，それぞれの学会が対等に全てをリセットし新しい一歩を踏み出しますが，異なる診療の"場"で活躍する「ジェネラリスト」を広く包み込む"傘"のような組織をイメージしています．

　地域医療の現場でも，研修病院や大学病院の中でも，まだまだ"家庭医"や"病院総合医"の役割が医療界全般や国民の間にうまく伝わっているとは言えません．私達には，医療の高度化と分化がますます進む今日，医療崩壊を食い止め，安全で質の高い医療を実現するための"抜本的"な処方箋が，「ジェネラリスト」を要（かなめ）とした医療システムであることを各方面に強く訴えかける重要な社会的Missionがあると考えています．

　そのためにも，医療再生の鍵はあくまでも，さまざまな診療の"場"で，臓器を基盤とする「スペシャリスト」と相補的な役割を果たすことのできる「ジェネラリスト」の育成にあることを，繰り返し，医療界だけでなく社会全般に訴えかけてゆくつもりです．

　「ジェネラリスト」の育成が焦眉の課題となっているこの時期に，時代を先取りして，「ジェネラリスト」向けの単行本シリーズとして刊行される「ジェネラリスト・マスターズ　シリーズ」は，「ジェネラリスト」を目指す若い医師を対象に，現場の臨床医が日々出会うさまざまの課題（テーマ）に則して，「ジェネラリスト」の診療姿勢と核となる価値観(Core Value)を具体的に示す"各論"の本（実践的な手引書）を目指しているところにあり，気鋭の著者の「ジェネラル・マインド」が，"総論"ではなく，個別のアドバイスを通して伝わってくるところにあります．

　永らく日本総合診療医学会の事務局を担当していただいた㈱カイ書林が本格的な出版社として出発されるに当たり，このような企画を推進されることはまことに悦ばしい限りです．本シリーズが継続して刊行され，「ジェネラリスト」を目指す多くの人々に広く受け入れられることを心より願っています．

　　　　　　　　　　　　　　2010年7月　日本プライマリ・ケア連合学会　副理事長
　　　　　　　　　　　　　　　　　　　　　　　　　　　　　　　　小泉　俊三

著者のことば

　バイタルサインは，患者の生死にかかわる急性期医療の領域で非常に重要なテーマであるにもかかわらず，日本の卒前・卒後医学教育では系統的に教育する体制が十分に整っていませんでした．

　そこでバイタルサインに焦点を当てた本書の出版を企画しました．

　本書のコア部分では，症例に基づいた解説を行いました．「症例提示→研修医の判断→指導医のフィードバック→ポイントと解説」で1セットとしました．血圧低下とショックの鑑別診断に加え，脈拍や体温の異常値の解釈や，診療所や在宅医療でも役に立つバイタルサインの「裏技集」も盛り込みました．第5のバイタルサインとしての静脈圧についても詳しく取り上げました．

　また，本書では呼吸数の評価の有用性について多くの症例を紹介しました．呼吸数は，脱水と敗血症の鑑別のポイントにもなります．呼吸数の把握の無い状態で，SpO_2や血液ガス分析データの正しい解釈はできません．「バイタル＝生命＝息をしていること」であり，呼吸数が記載されていないカルテでは，患者の生命活動を把握していないということになります．

　しかし，残念ながら実際には多くの患者さんに呼吸数の測定を行っていない医療機関が散見されます．このことから，研修病院の「臨床能力」を測るバロメーターとして，その病院の救急室でルーチンに「呼吸数」が測定し記載されているかをみるべきと，著者は考えています．すなわち，本書を読んで実際に臨床能力をアップさせたいと思う研修医は，「全受診患者に対して呼吸数を測定する」救急室を作り上げ，研修病院の「臨床能力」を向上させてください．

　本書ではまた，特別企画として，聖路加国際病院理事長・名誉院長の日野原重明先生とのバイタルサインについての会談内容も盛り込みました．バイタルサインの歴史的意義に加え，オスラー先生の回診のあり方などについて，多くの貴重なお話をお聞きすることができました．会談内容を読み進めながら，バイタルサインの病態生理学的解釈が理解できるようにコラム欄を設置し，理解を深めることができるように工夫しました．日野原重明先生にはこの書面をもちまして深く感謝いたします．

　最後に，本書の完成に貴重なアドバイスと励ましをいただいた(株)カイ書林の尾島茂氏と社員の皆様に深く感謝いたします．

2010年7月

徳田　安春

CONTENTS

Introduction
そうだったのか！バイタルサイン＋αの 21 のポイント … 1
1 ショック＝主要臓器循環障害 … 2
2 貧血の診かた … 3
3 臥位と座位でどのように血圧と脈を測るのか … 4
4 ティルトテスト … 5
5 頸静脈を見る … 6
6 頸静脈の波形 … 7
7 頸静脈のどこを測るか … 8
8 頸静脈圧（JVP）の測り方 … 9
9 頸静脈三角 … 10
10 ショックの評価→ Baseline BP に注意！ … 11
11 悪寒の 3 分類法 … 12
12 奇脈について … 13
13 閉塞性ショックの三大疾患 … 14
14 ショックバイタルのまとめ … 15
15 AF 時の脈格差 … 16
16 前頸部腫脹 … 17
17 デルタ心拍数 20 のルール … 18
18 Kussmaul 呼吸では，呼気のにおいもチェック … 19
19 上腹部痛＋頻呼吸 … 20
20 血管に関係する疾患では四肢の脈拍を触知すべし … 21
21 聴診器で骨折を見つける方法 … 22

第 1 章
聞き書き「日野原重明先生，バイタルサインを語る」 … 23
バイタルサインということばの由来 … 24
幅広いバイタルサインの診かたを学ぼう … 31
オスラー流回診とは … 32
間違いだらけの日本の教科書 … 37

第2章
ショックバイタル　　39

1 血圧が低い患者が来たら，意識をチェック！（Box 1）　　40
2a 消化管出血でティルトテスト陽性では早急な対応が必要（Box 2a）　　45
2b 胸骨角から右心房までの垂直距離はどんな体位でも5cmであるというルールを使って静脈圧を測る．（Box 2b）　　51
3 普段の収縮期血圧より30mmHg以上下がったらショックといえる（Box 3）　　57
4 ショック＋頻呼吸→敗血症性ショックを考慮する：脱水のみに頻呼吸なし！（Box 4）　　61
5 奇脈（吸気時10mmHg以下のSBP低下）→心タンポナーデ，重症喘息などを考える（Box 5）　　68
6 閉塞性ショック（重症肺塞栓，緊張性気胸，心タンポナーデ）→頸静脈怒張（Box 6）　　74
7 低血圧＋脈圧が小(脈圧＜SBPの25%)→低心駆出量 low stroke volume, DMで冷汗→低血糖だけでなくMIも考えよ．（Box 7）　　79
8a 頻脈性心房細動では脈格差（HR－PR）あり→脈格差がある場合はHR評価をすべき（心音聴取か心電図モニター）（Box 8a）　　85
8b 心房細動で脈が速い人がきたら，心拍数を測定しなければならない．脈拍数では重症度を過小評価してしまう．（Box 8b）　　89

第3章
バイタル＆ビヨンド　　95

9a 体温が摂氏1度（℃）上昇毎に心拍数が20/分以上増加する場合→細菌感染症の可能性大（デルタ心拍数20ルール）（Box 9a）　　96
9b 熱は重症度の評価には使えない．迷ったらデルタ心拍数を計算！（Box 9b）　　100
10a Kussmaul呼吸→DKAのみならず．（Box 10a）　　103
10b 重度心不全によるCheyne-Stokes呼吸は予後不良（Box 10b）　　109

CONTENTS

11 上腹部痛＋頻呼吸（上腹部痛が主訴，しかし頻呼吸 >30/ 分あり）
   →胸腔内疾患（胸膜炎・肺塞栓など）も考える．(Box 11)　　111
12 脳梗塞のみにショックなし！→他の要因も考える．(Box 12)　　115
13 頭部外傷のみにしては血圧が低い→内臓損傷
   （肝損傷，脾損傷，大動脈損傷，腎損傷）や骨盤骨折なども考える．
   (Box 13)　　120
14 熱帯魚摂取後に徐脈・下痢・しびれ →シガテラ中毒を考える（Box 14）　126

第 4 章
Q & A　　129

Q1　82 歳の女性で，背中が痛いというので血圧を測ったら左右差がありました．
　　急性大動脈解離を疑ってすぐに指導医に連絡すべきでしょうか？　　130
Q2　即時に指導医あるいは上級医に連絡すべきという基準はありますか？　　131
Q3　血圧が異常に高い患者への対応について教えてください　　133
Q4　小児のバイタルサインの診かたでの注意点は？　　135
Q5　バイタルサイン＋α（意識レベル，瞳孔反射，尿量）の診かたは？　　136
Q6　バイタルサインの最近のトピックスは？　　138
Q7　高齢社会で今後在宅でのバイタルサインの診かたが重要となりますが，
　　もう一度ポイントお願いします．　　140
Q8　徳田先生は，バイタルサインをどのように修得されましたか？
　　効率的な学習法はありませんか？　　141

参考文献　　143

索引　　147

著者略歴

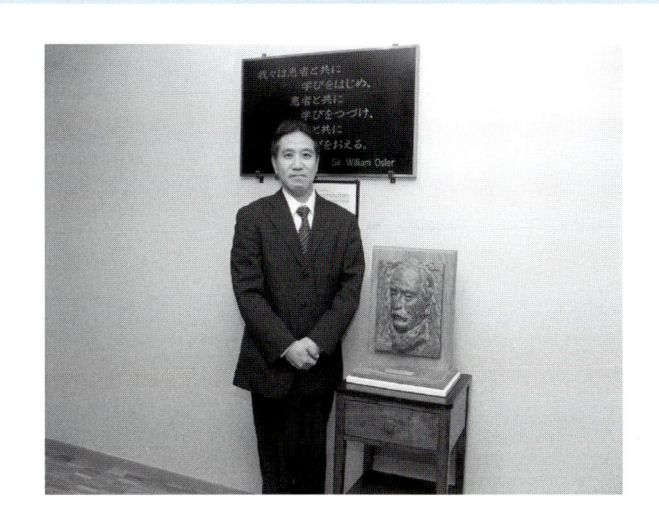

徳田　安春　（とくだ　やすはる）

筑波大学大学院人間総合科学研究科　臨床医学系　教授

水戸協同病院内
筑波大学附属病院水戸地域医療教育センター　総合診療科　勤務

沖縄県那覇市生まれ．沖縄県立知念高等学校卒．1988年琉球大学医学部卒．沖縄県立中部病院にて研修．沖縄県立八重山病院内科，Dartmouth Hitchcock Medical Center (GIM fellow)，沖縄県立中部病院総合内科，聖路加国際病院一般内科・聖ルカ・ライフサイエンス研究所臨床疫学センターを経て，2009年より現職．

ハーバード大学大学院 MPH，医学博士，日本内科学会認定総合内科専門医，日本プライマリ・ケア連合学会認定医・指導医，米国内科学会上級会員，東邦大学客員教授，聖マリアンナ医科大学客員教授．

Introduction

そうだったのか！
バイタルサイン＋αの21のポイント

1　ショック＝主要臓器循環障害
2　貧血の診かた
3　臥位と座位でどのように血圧と脈を測るのか
4　ティルトテスト
5　頸静脈を見る
6　頸静脈の波形
7　頸静脈のどこを測るか
8　頸静脈圧（JVP）の測り方
9　頸静脈三角
10　ショックの評価→ Baseline BP に注意！
11　悪寒の3分類法
12　奇脈について
13　閉塞性ショックの三大疾患
14　ショックバイタルのまとめ
15　AF 時の脈格差
16　前頸部腫脹
17　デルタ心拍数20のルール
18　Kussmaul 呼吸では，呼気のにおいもチェック
19　上腹部痛＋頻呼吸
20　血管に関係する疾患では四肢の脈拍を触知すべし
21　聴診器で骨折を見つける方法

1 ショック＝主要臓器循環障害

主要臓器循環障害の主な症状と徴候

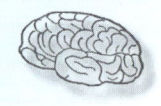

・脳血流の低下→気分不良・意識障害・けいれん

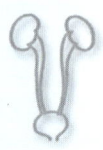

・腎血流の低下→乏尿

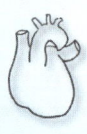

・冠血流の低下→心筋虚血

　脳血流の低下による症状と徴候が最も早く出現しますが，乏尿を確認するには数時間かかります．脳血流の低下による症状は秒単位で現れます．ですから血圧が低い患者がきたら，まず気分が悪くないかを聞きます．気分が悪くないという場合は，次に他の臓器血流は大丈夫かを考える．患者の表情と動作などの全身状態を診て，他のバイタルサインも含め総合的に評価して最終的な判断をします．

2 貧血の診かた

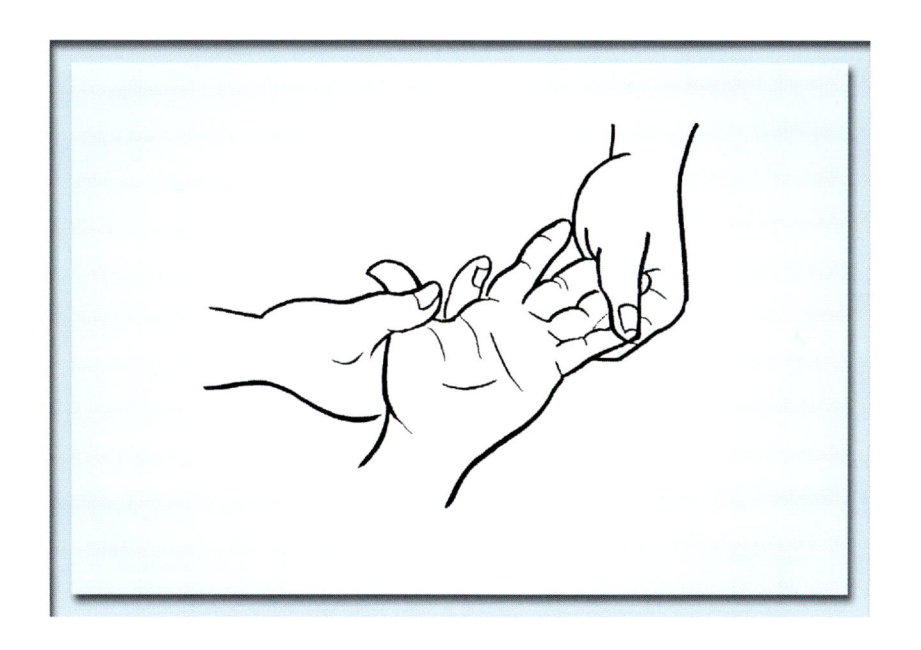

　貧血の診断ではまず，眼瞼結膜を診ます．眼瞼結膜がピンクでなく蒼白であれば貧血を疑います．結膜以外の診察部位として，一つは爪の色があります．もう一つは手のひらです．手掌線は正常ではピンクです．この場合，自分の手掌と比較してください．手のひら全体の色調でも結構です．手のひら全体がピンクであれば貧血はありません．手のひらがピンクでなくても正常では手掌線はピンクです．手のひらが蒼白で，その後手掌線が蒼白となるのが貧血の進行を示しています．

3　臥位と座位でどのように血圧と脈を測るのか

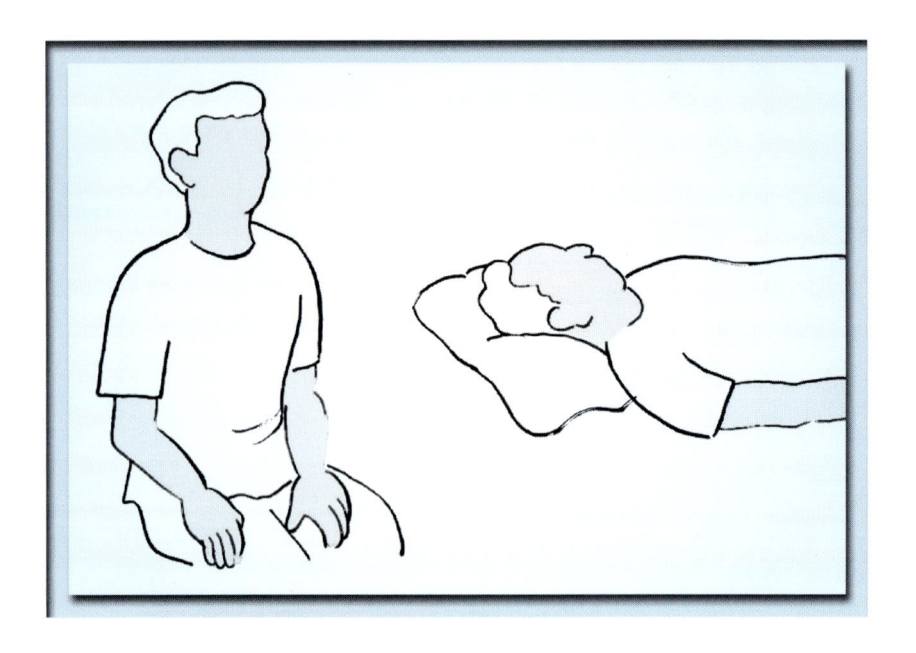

「気分不良はないですか」と聞いてから,血圧,心拍数(脈拍数)を測定します.どのタイミングで測るのかが大切です.まず,少なくとも3分間は臥位としてから測定します.その後座位にして1分以内に計ります.そしてその2分後である3分後に測定します.

4 ティルトテスト

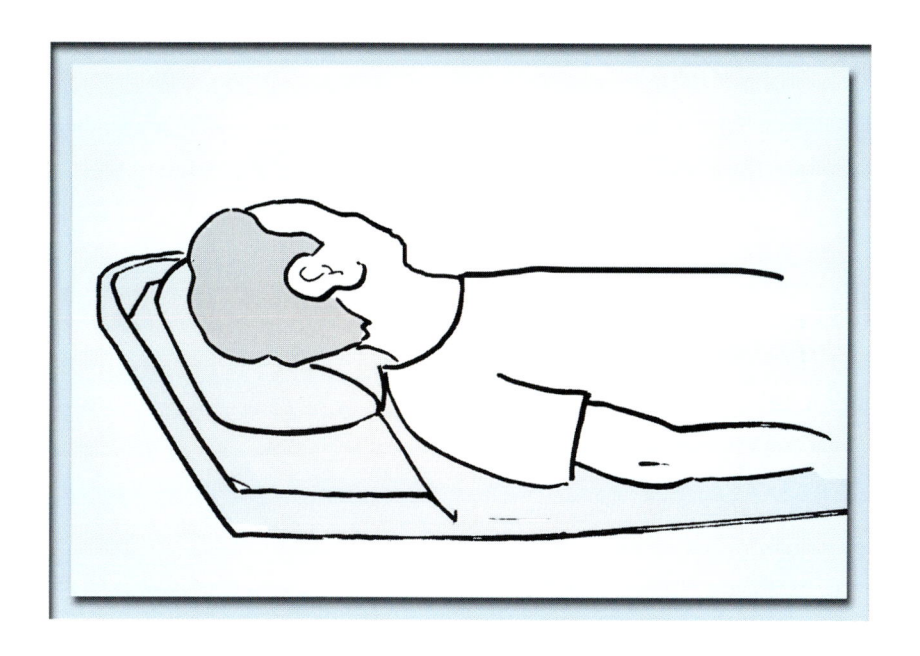

　臥位から座位として1分以内に血圧を測って最後に3分以内に測ります．2回測って，どちらかが陽性であればプレショックの場合があり，早急な対応が求められます．ティルトには「角度を変える」という意味があります．これを厳密に行う場合，上部消化管造影のときの胃透視の台（ティルトテーブル）を使いますが，ERや初診外来ではヘッドアップ機能付きのストレッチャーを利用することで十分です．出血でも，脱水でも同様に血圧が下がり，血管内の容量が低下するという意味でこれらは低容量性ショックと言います．吐血とかタール便を呈する患者が来て，ショックバイタルでなければ，ティルトテストを行います．もちろんこのテストは仰臥位で血圧がすでに低下している場合は禁忌です．

5 頸静脈を見る

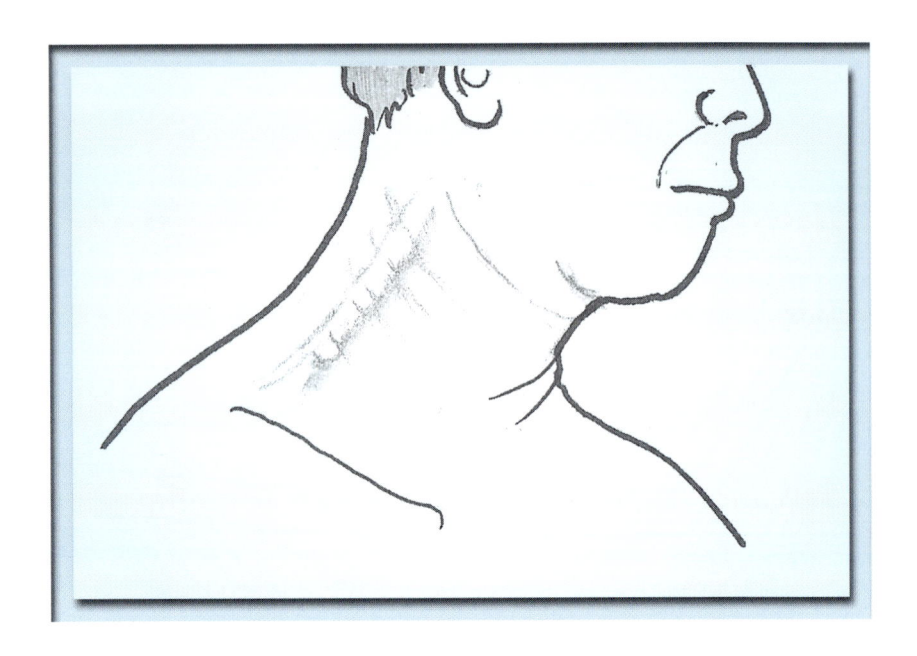

　右心房からどのくらいの高さまで静脈波の頂点があるかを測定することで得られる垂直距離が静脈圧で、私は「第5のバイタルサイン」と読んでいます。
　座位や立位のとき、正常では外頸静脈は虚脱します。頸静脈圧（JVP）が上昇していなければ、座位では外頸静脈はわずかのみしか見えません。CVラインを用いて中心静脈圧（CVP）を測定するときのように、JVPも右心房からの垂直距離で測ります。頸静脈波は座位では見られませんが仰臥位では見られます。寝かせてCVラインを横にしているということと同じですから、右心房の高さとほぼ同じとなり、頸静脈波が正常状態でも見えます。仰臥位でも頸静脈が虚脱していたら、何を意味するのでしょうか？吐血やタール便や脱水で、かなり血管内容量を喪失しているということになります。

6　頸静脈の波形

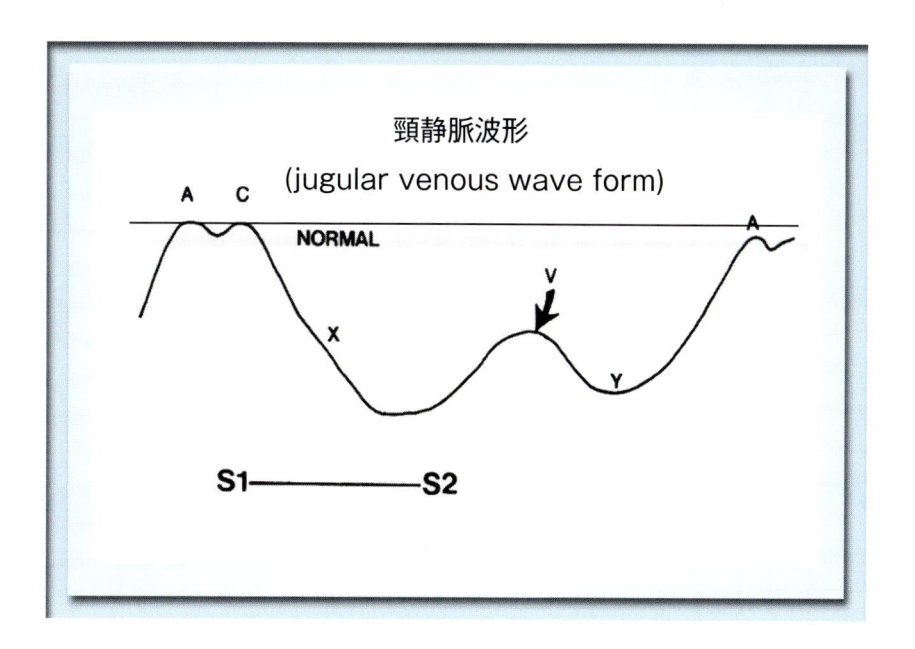

頸静脈波形
(jugular venous wave form)

A,Cという山とVの2つの山があります．通常はA波が最高波であり，その頂点から右心房までの垂直距離が頸静脈圧です．心音S1とS2の間は心臓の収縮期です．この図で収縮期（x谷）で下がり，拡張期（y谷）でも下がる．これが静脈の波形です．頸動脈波では逆に，収縮期で上がります．

Introduction

7　頸静脈のどこを測るか

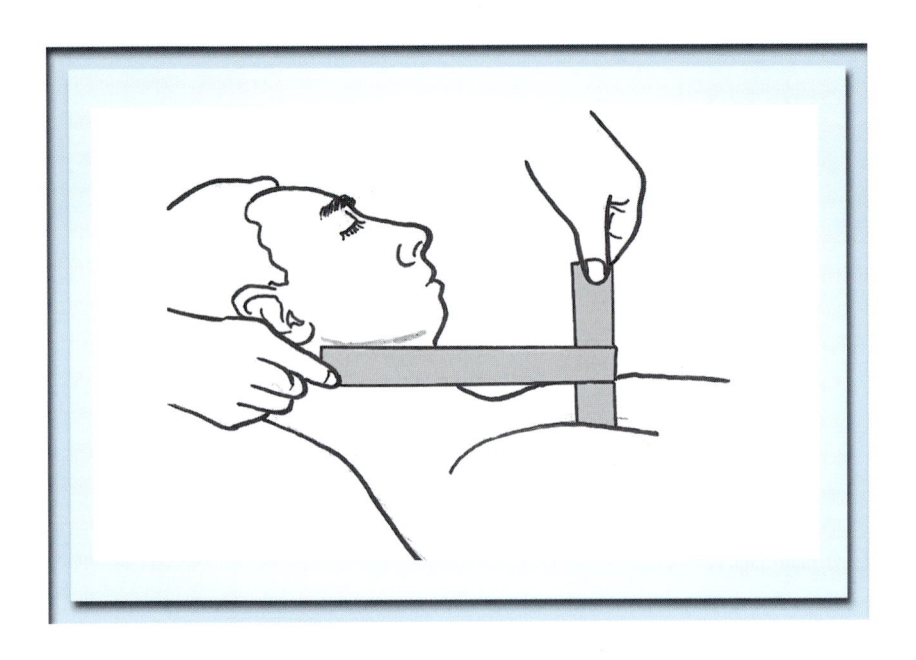

　内頸静脈は指でふれることは出来ませんが，目でみることができ，この場合皮膚の表面の動きを見ます．すなわち，頸部の皮膚の動きを見て，その「ゆれ」を観察します．上図では白い部分がゆれているのが見えます．静脈圧はゆれの頂上の高さです．

8 頸静脈圧（JVP）の測り方

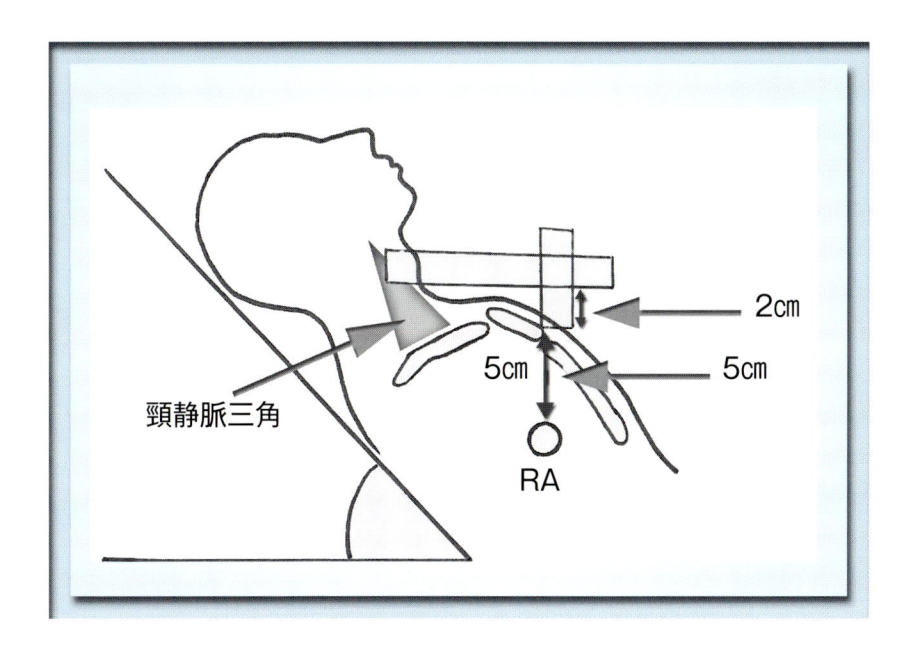

　胸骨角と右心房までの垂直距離はどんな体位でも 5cm であるという便利なルールを利用して JVP を測定します．JVP は 5〜12cm が正常です．Box2b-5 のように，胸骨角からの垂直距離を測り 5cm 加算します．血圧は血圧計がなければ測れませんが，静脈圧は血圧計がなくても測れます．きちんと測る場合は内頸静脈で測ります．外頸静脈でも高いか低いかはわかりますが，正確には内頸静脈を使います．

　JVP は体位に関係なく，胸骨角から内頸静脈拍動の頂点までの垂直距離を測定し 5 ｃm 加算して求めます．図の例では，2+5=7cmH_2O が JVP です．

Introduction

9 頸静脈三角

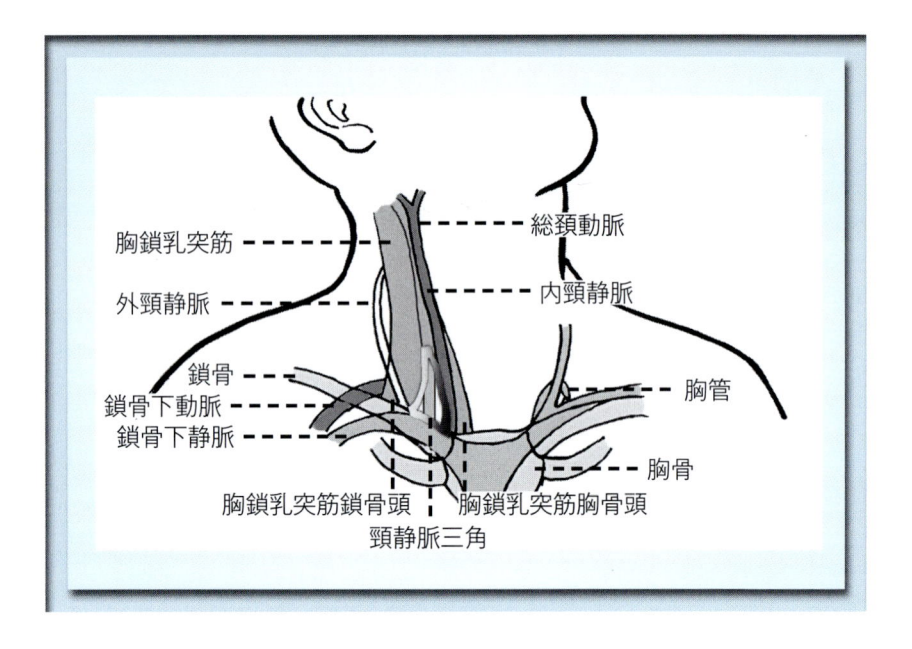

図中ラベル:
- 胸鎖乳突筋
- 外頸静脈
- 鎖骨
- 鎖骨下動脈
- 鎖骨下静脈
- 胸鎖乳突筋鎖骨頭
- 頸静脈三角
- 総頸動脈
- 内頸静脈
- 胸管
- 胸骨
- 胸鎖乳突筋胸骨頭

　内頸静脈は頸静脈三角（図参照）の底辺から下顎骨に向かって走っています．頸静脈の拍動は手で触れませんので，皮膚の動きで見て下さい．

10 ショックの評価→Baseline BPに注意！

・ショックの評価→Baseline BPに注意！

・アナフィラキシーショック
　→血管拡張性ショックの一種
　（相対的容量低下：BP低下・HR上昇）

　普段より30 mmHg以上下がったら血圧低下と考えなくてはいけません．ショックのサインとしての主要臓器症状があればショックとすべきです．アナフィラキシーショックは，出血や脱水と違い，血管そのものが拡張し，相対的な容量低下が起こります．

Introduction

11 悪寒の３分類法

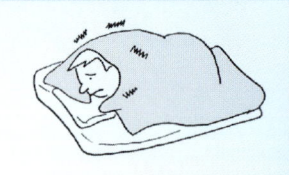

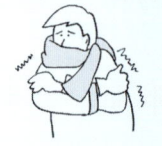

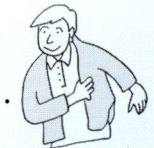

1) 悪寒戦慄（布団＋でもブルブル＋）
   →「敗血症」を示唆

2) 中等度悪寒（重ね着＋でもブルブル＋）
   →頻呼吸＞30 で「敗血症」を示唆

3) 軽度悪寒（重ね着＋でブルブルなし）
   →心拍数＜120 なら「敗血症」はなさそう‥

1) 悪寒戦慄（布団＋でもブルブル＋）
   →「敗血症」を示唆
2) 中等度悪寒（重ね着＋でもブルブル＋）
   →頻呼吸＞30 で「敗血症」を示唆
3) 軽度悪寒（重ね着＋でブルブルなし）
   →心拍数＜120 なら「敗血症」はなさそう‥

　早期に敗血症を捉えるためには，悪寒戦慄があるときにとらえるべきです．中等度悪寒の場合，呼吸数は 30 以上のときは敗血症を考える．軽度悪寒の場合は心拍数をみて，120/ 分以下なら敗血症のリスクは低いといえます．

12 奇脈について

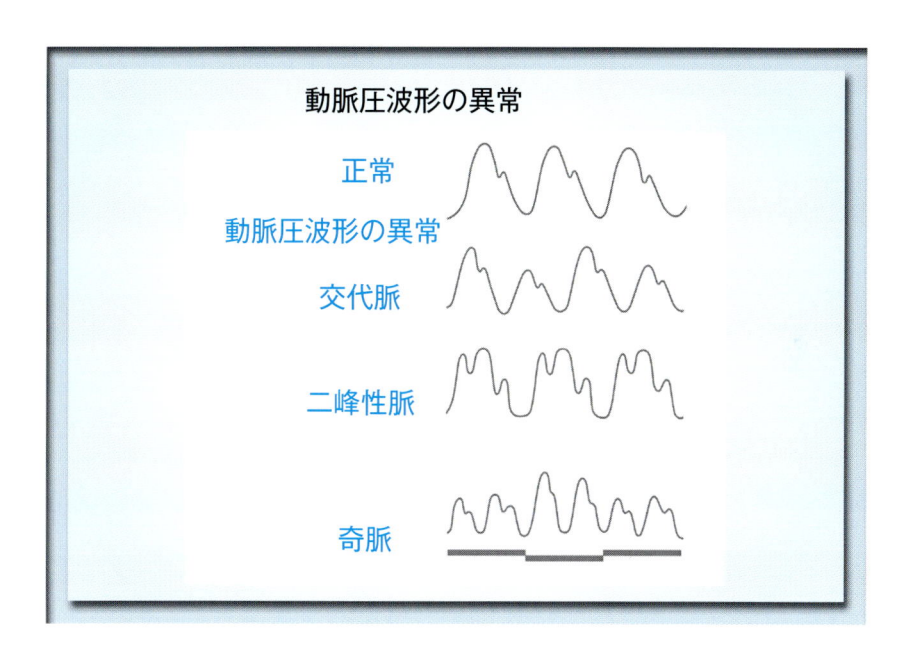

動脈圧波形の異常

正常

動脈圧波形の異常

交代脈

二峰性脈

奇脈

　奇脈では，吸気と呼気で血圧が変動し，吸気時に収縮期血圧が 10 mmHg 以上低下します．動脈血の波形では収縮期血圧が山の頂点で，拡張期血圧は谷底です．吸気に血圧が低くなり呼気時に高くなります．奇脈をみたら心タンポナーデか喘息や COPD の急性増悪を考えなければいけません．

Introduction

13 閉塞性ショックの三大疾患

閉塞性ショックの３大疾患

・心タンポナーデ
・重症肺塞栓
・緊張性気胸

1) 心タンポナーデ
2) 重症肺塞栓
3) 緊張性気胸

　閉塞性ショックの特徴は頸静脈が怒張することです．静脈から戻った血液が動脈に流れるためには，肺を循環しなくてはいけないのですが，肺塞栓では肺動脈が詰まっているので，静脈血流が前に進みません．体の血液が静脈として心臓の右心系から肺動脈を伝わって肺に循環して左心室を通り大動脈に駆出されますが，肺塞栓症では肺動脈に血栓が詰まり前に進まない．そうすると静脈が渋滞し，頸静脈が怒張する．そして頸静脈圧を測定すると上がっているのです．

14 ショックバイタルのまとめ

> ショックの鑑別診断
> 低容量性ショック
> 　　　→重症脱水，大量出血
> 血管拡張性ショック
> 　　　→敗血症，アナフィラキシー，神経原生
> 心原性ショック
> 　　　→重症心不全，急性心筋梗塞
> 閉塞性ショック
> 　　　→重症肺塞栓，緊張性気胸，心タンポナーデ

　ショック患者の診療で重要な点として，ショックの鑑別に加えて，その早期診断が挙げられます．とくに，バイタルサインのモニタリングにおいて，ＳＢＰとＨＲが交差逆転するポイント（バイタルの逆転と呼ぶ）は重要な所見であり，プレ・ショックのサインのことがあります．上図中の４つが大きなカテゴリーです．静脈圧による鑑別が重要であり，低容量性とか血管拡張性のショックの場合には静脈圧は下がり，心原性や閉塞性の場合は静脈圧は上がります．

Introduction

15　AF時の脈格差

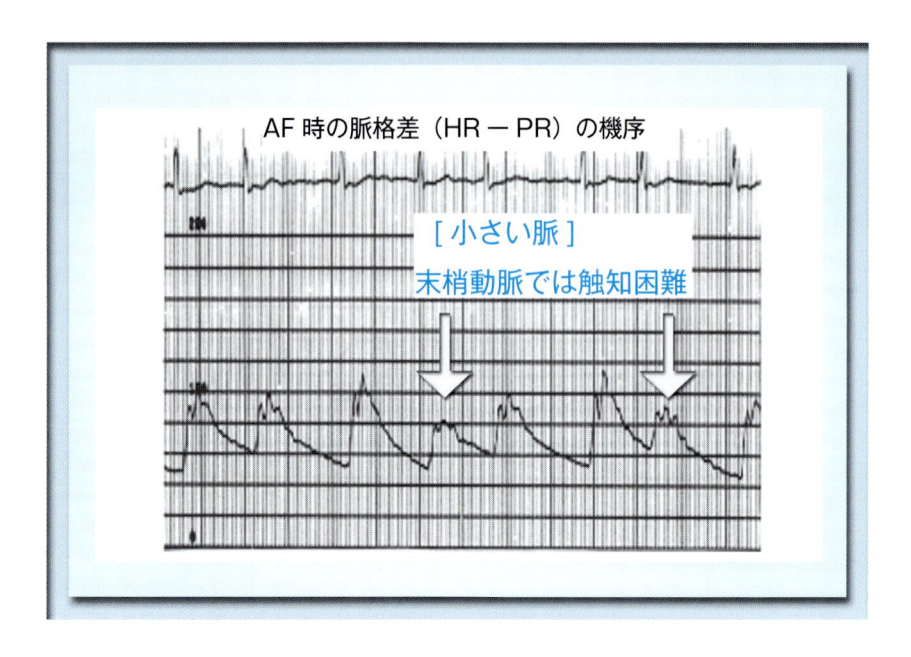

AF時の脈格差（HR－PR）の機序

[小さい脈]
末梢動脈では触知困難

　心房細動で問題になるのは，脈拍数と心拍数が一致しないことがあることです．これらに格差がある場合，「脈格差」といいます．心房細動の患者では心拍数を心音の聴診で調べないといけません．図のように絶対的に乱れた脈が心房細動の特徴（絶対性不整脈）ですが，心拍が乱れると血圧のボリュームが心拍ごとに変化して，小さい脈圧の心拍が出てきます．こういう小さい脈は末梢の橈骨動脈まで到達しません．あまりにも弱いので途中で消えてしまいます．したがって心房細動の患者では，橈骨動脈だけで評価すると脈拍数を過小評価することがあるので危険です．

16 前頸部腫脹

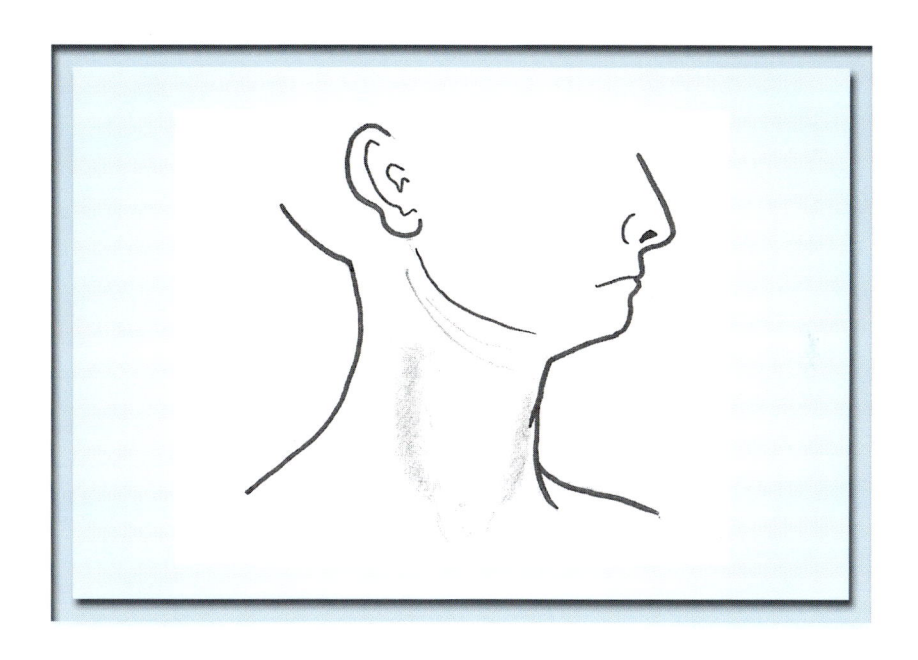

 甲状腺機能亢進症で頻脈性心房細動を呈する患者では，心拡大の有無をかならずチェックすべきです．すなわち，心拡大がある場合には，甲状腺中毒性心筋症 thyrotoxic cardiomyopathy を来している可能性があり，その場合にはプロプラノロールのようなベータ遮断剤を投与すると心原性ショック状態に陥る危険性があります．甲状腺中毒性心筋症で頻脈性心房細動を呈する患者では，ジゴキシンやジルチアゼムなどを使用するほうが賢明です．

17 デルタ心拍数 20 のルール

> **デルタ心拍数 20 ルール：**
>
> **⊿HR/ ⊿BT ＞20**
>   →細菌感染症の可能性大
>
> **CRP は万能ではない**
> **（早期には上昇せず）**

・デルタ心拍数２０ルール：
　⊿HR/ ⊿BT ＞20　→細菌感染症の可能性大

・CRP は万能ではない　　（早期には上昇せず）
体温が摂氏１度（℃）上昇毎に心拍数が 20/ 分以上増加する場合
　→細菌感染症の可能性大

　これをデルタ心拍数２０ルールと呼びます．微熱のとき体温は重症度の評価には使えません．むしろ重症度評価に使うべきは，心拍数や呼吸数です．膀胱炎か腎盂腎炎か迷ったらデルタ心拍数を診ましょう．また，風邪か肺炎か迷ったらデルタ心拍数を診ましょう．普段の体温と心拍数が分からないときどうするか？その場合は，３６．０℃，心拍数は７０にしておいて，デルタ心拍数を計算をしておくとよいでしょう．

18 Kussmaul 呼吸では呼気のにおいもチェック

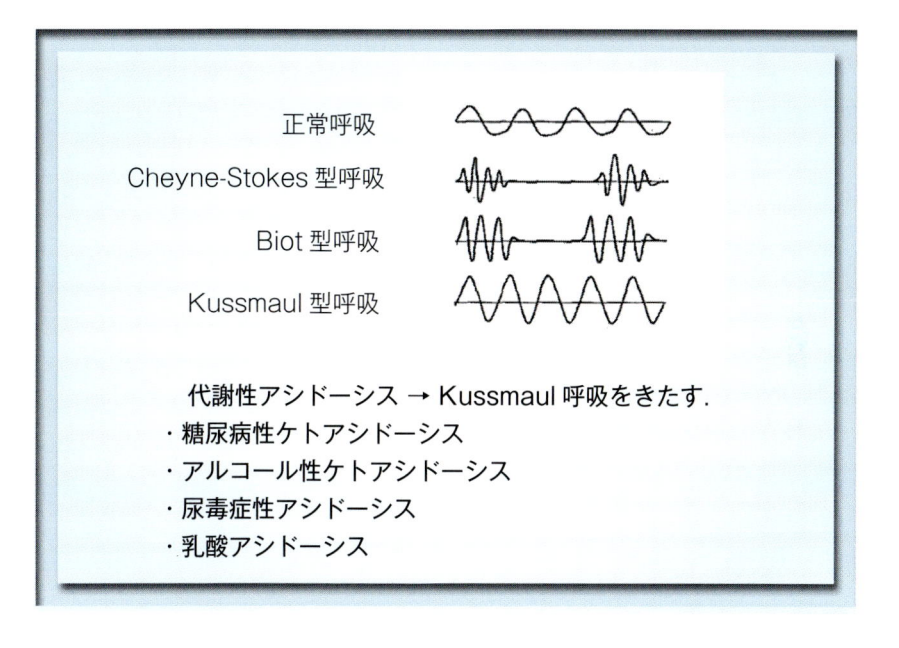

正常呼吸

Cheyne-Stokes 型呼吸

Biot 型呼吸

Kussmaul 型呼吸

代謝性アシドーシス → Kussmaul 呼吸をきたす.
- 糖尿病性ケトアシドーシス
- アルコール性ケトアシドーシス
- 尿毒症性アシドーシス
- 乳酸アシドーシス

　Kussmaul 呼吸があっても，必ずしもＤＫＡのみならず．Kussmaul 呼吸では呼気香りもチェック！すべきです．
- リンゴの香り（アセトン臭）→ DKA
- 尿臭 →尿毒症（腎不全）
- かび臭い刺激臭 →肝性脳症（肝不全）
- 嫌気性臭 →嫌気性菌感染：歯周炎・膿胸・肺膿瘍
- アルコール臭 →アルコール性ケトアシドーシス

19 上腹部痛＋頻呼吸

> 上腹部痛＋頻呼吸
> →胸腔内疾患も考える！
>
> ・胸膜炎
> ・肺炎
> ・肺塞栓
> ・急性心筋梗塞＋心不全
> ・心膜炎
> ・心タンポナーデ

上腹部痛＋頻呼吸　　→胸腔内疾患も考える！
- 胸膜炎
- 肺炎
- 肺塞栓
- 急性心筋梗塞＋心不全
- 心膜炎
- 心タンポナーデ

　上腹部痛患者において頻呼吸（＞毎分30回）を認める場合には，胸腔内疾患などの腹部臓器以外の疾患をまず考慮すべきです．この記述は，有名なCopeの急性腹症早期診断の教科書にも記載されています．

20 血管に関係する疾患では四肢の脈拍を触知すべし

```
脳梗塞患者でのルーチン診察項目
① 意識レベル
② 神経学的所見
③ 頚動脈雑音
④ 四肢脈拍の対称性
⑤ 上肢血圧の左右差
⑥ 心臓の聴診
```

　血管が障害される病気で急性期に来院した患者では必ず血圧の左右差を見ることが重要です．心筋梗塞でも脳梗塞でも血圧の左右差をみましょう．下肢の血圧をルーチンで測ることは少ないと思いますが，少なくとも脈の対称性は触診で確認したいものです．急性大動脈解離の場合，総腸骨動脈まで解離が及んでいるときは，下肢の脈が触れない場合があります．胸背部痛の患者を診察するときは，四肢の脈を触診しますが，急性心筋梗塞や脳梗塞の患者も四肢の脈を触診したいですね．また，大動脈解離以外でも脈が触れないことがあります．急に脈が弱くなるのは，急性動脈閉塞のように血栓が飛ぶような場合があります．心筋梗塞の患者の場合は，心臓の動きが悪くなると壁在血栓ができやすくなり，はがれて流され脳梗塞を起こしたり，手足の急性動脈閉塞を起こします．心房細動があると，左心房が動かないので血栓が出来やすくなり，やはりはがれて流されます．脳塞栓だけでなく手足の動脈閉塞を起こすことがあります．ですから脳梗塞の患者は四肢の脈を触れなければいけません．

Introduction

21 聴診器で骨折を見つける方法

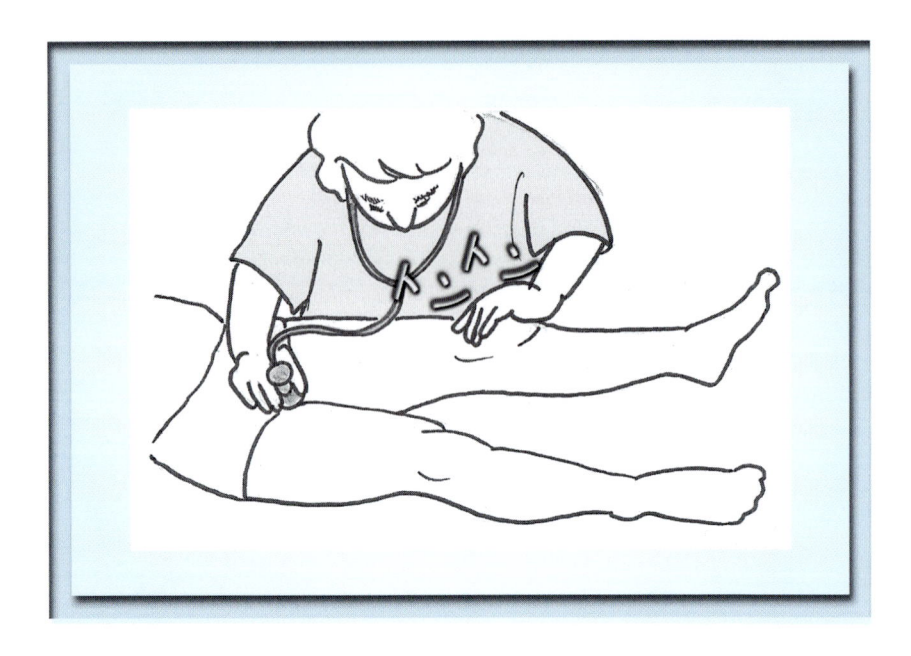

　恥骨結合部に聴診器の膜面を当てて聴診しながら，膝蓋骨を左右交互に軽く叩きます．これを聴診的打診 auscultatory percussion と呼んでいます．この所見は単鈍X線より感度が高いともいわれています．骨折を起しているところは，骨が解離しており音の伝達が落ちますので聴診上の音が減弱します．

第1章
聞き書き
「日野原重明先生，バイタルサインを語る」

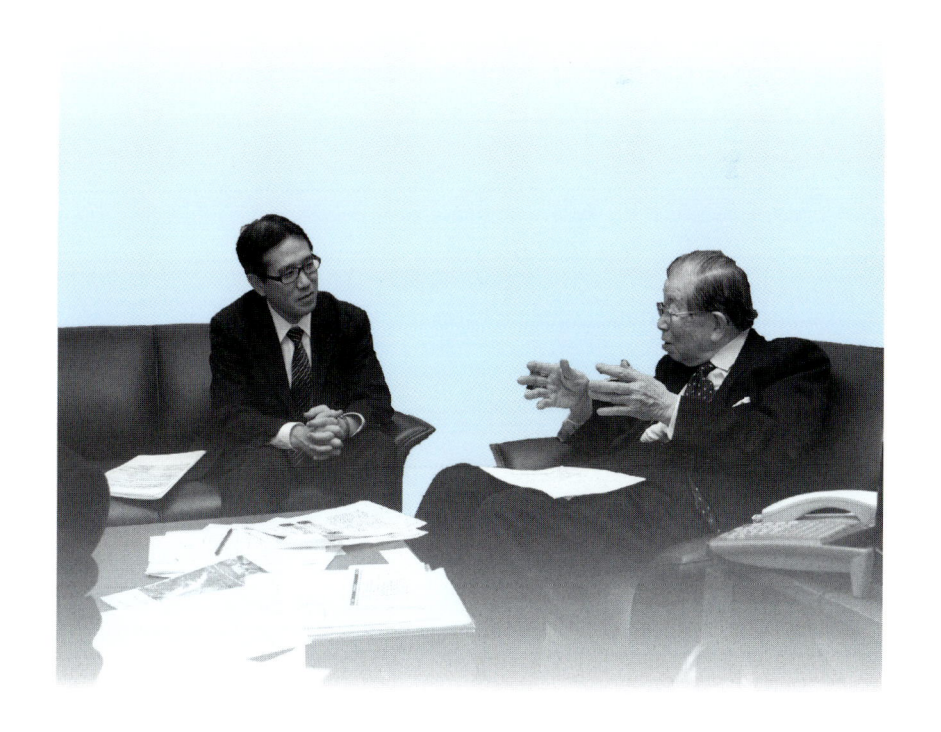

第1章 聞き書き

バイタルサインということばの由来

日野原 バイタルサインということばは私たちの医学の診断学にはありませんでした．もともと看護分野のことばでした．逆に，「ケア」ということばは看護にはなかったのです．マサチューセッツのPeabody先生が「Care of the Patients」（1927年刊行）という本の中で初めて使ったのです．今看護師はよくケアということば使いますが，もともとは医師が使い始めたことばなのです．話をもとに戻しますと，バイタルサインという用語は逆に医師の診断学にはなかった．バイタルサインは看護師がみてもよいのですが，医師が診ることによって，その診方のレベルを高めないといけません．

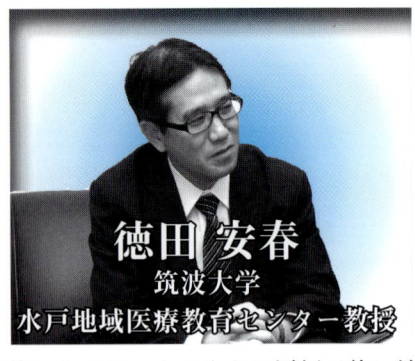

徳田 安春
筑波大学
水戸地域医療教育センター教授

Note 1 血圧のしくみ

血液が動脈を押し広げようとする圧力を血圧（動脈圧）と呼ぶ，「電圧＝電流×抵抗」というオームの法則 Ohm's Law が下記のように成り立っている．

$$BP = SV \times TPR$$

BP (blood pressure)：血圧
SV (stroke volume)：心駆出量
TPR (total peripheral resistance)：全末梢血管抵抗

すなわち，血液が心臓からのポンプ作用で動脈に押し出されるときに，その押し出される血液の量と，流れる側の血管の抵抗で，血圧は決まる．高血圧症以外でも，精神的興奮，疼痛，貧血，甲状腺機能亢進症などでも心駆出量SVが増加するため，血圧が上昇することがわかる．さらに，精神的興奮や疼痛では，全末梢血管抵抗も高くなり，これも加わってさらに血圧は上がる．

Note 1

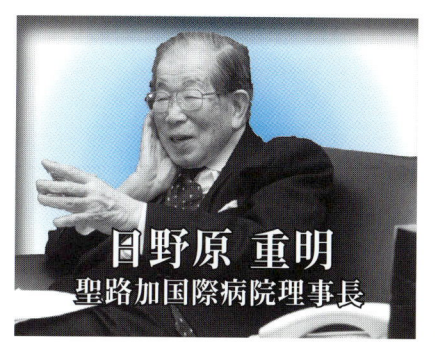

血圧 (Note 1) でもひどくやせた人の血圧を測るときはカフのサイズが大きすぎますので小児用のカフでないといけません．大きいカフでやせた人の血圧を測ると 20mmHg くらい低くなります．70mmHg の血圧で心配しているけれども，実際は 90mmHg ある．逆に，太っている人は普通サイズで測ると 120 が 150mmHg，150 が 170mmHg になります．肥満者では，下肢用のカフで測ると正確な血圧を測ることができます．聖路加国際病院でもこのような測定法をしていなくて，「指導医の先生！血圧がこんなに高い！」と研修医がさわぐときがありますね（笑）．

徳田 現在の医学教育には，このような基本的な指導が抜け落ちていますね．血圧の実際の測定では，マンシェットの内袋の幅で血圧測定値が変わりますの

収縮期 systole には，心臓のポンプ作用により血液が動脈へ送り出され血管に圧力がかかり，これを収縮期血圧 systolic blood pressure (SBP) と呼ぶ．一方，血液を駆出したあと心臓が拡張して，肺静脈から血液を吸い込んで拡張期 diastole の終わりのときになると血圧は最も低くなり，これを拡張期血圧 diastolic blood pressure (DBP) と呼ぶ．

また，収縮期血圧と拡張期血圧の差 (SBP − DBP) を脈圧 pulse pressure と呼ぶ．さらに，平均血圧 mean arterial pressure (MAP) は下記の式で計算される．

$$MAP = DBP + 1/3 \text{ pulse pressure}$$

MBP (mean arterial pressure)：平均血圧
DBP (diastolic blood pressure)：拡張期血圧
pulse pressure：脈圧 (=SBP − DBP)

Note 1

で，測定する腕の大きさに合わせて，正しいサイズのマンシェット内袋を選ぶ必要性があります．推奨されているサイズとしては，内袋の幅は上腕の長さ（腋窩から肘窩までの長さ）の3分の2で，内袋の長さは上腕円周（上腕中点の円周）の80％以上となっています．通常，成人には，幅12〜13cm，長さ22〜24cmのものが使用されていますが，病的肥満によって上腕が太い患者や，逆に痩せて上腕が細い患者の場合，マンシェットを別に準備する必要があるということですね．

日野原 バイタルサインについての基本的な教育が行われていません．バイタルサインとは体温，呼吸，血圧，心拍を指します．ここでよくある誤解が，「発熱**（Note 2）**は37℃以上」というのがあります．ところが私の体温は，朝起きたら35℃3分くらいです．ですから36℃以上になったら発熱です．37℃以上を発熱とみなすのはこどもと青年くらいです．年齢とともに，体温は徐々に下がって，私のようになると35℃台が平熱となります．そうすると私の体温が36.5℃というと，子供の38℃にほぼ匹敵するということになります．だから，

Note 2　体温調節の基礎

　一定の体温を保つためには産生された熱と放出される熱がバランスを保つ必要がある．熱の産生は骨格筋や肝臓で多く行われ，20歳台の若年者では安静時体重1kgあたり1時間に約1Kcalの熱を産生している．これを，基礎代謝 basal metabolic rate (BMR) と呼び，小児では倍程度に大きくなるが，高齢者では逆に0.85 Kcal/kg/hr程度に低下する．

　骨格筋からの熱の産生は筋肉運動により著明に増加し，激しい運動や重労働のときには安静時の約10倍以上の熱を産生する．寒さでふるえがきたときや感染症に伴う悪寒のときには骨格筋の不随意運動が起き，これによって熱産生が増加する．また，甲状腺ホルモンやアドレナリンなどにも代謝を亢進して熱の産生を促す作用がある．

　一方，熱の放散は外界の温度と着衣の状況によって左右されるが，体温よりも外界の温度が低い場合には，表1に挙げられる4つの機序によって熱放散 heat transfer が行われる．発汗がない場合にも，皮膚や粘膜か

Note 2

よくいわれる老人の「無熱性肺炎」という診断は間違いです．ほとんどの肺炎患者では発熱はあるのです．患者さんが入院したら，「あなたの平熱は何度ですか？」と聞きましょう．全部37℃を境にするのは間違っているのです．

徳田 個人個人に合わせたバイタルサインの評価が必要ですね．感染症急性期ではまず悪寒が先行し，その後に体温上昇を認めます．細菌や細菌毒が血液中に侵入する敗血症を早期に捉えるためには，悪寒の有無を確認し，その程度について詳細な問診を取る必要があります[1]．布団を被っても寒さでブルブル震えるような状態や，患者のベッドが体の激しい震えによって「ガタガタ」揺れている場合は，「悪寒戦慄 shaking chill」であり，敗血症のリスクが高く，ただちに敗血症に対する検査と治療処置を行う必要があります（下表）．

～～～～～～～～～～～表：悪寒の程度～～～～～～～～～～～～
布団を被ってもブルブル震えあり→悪寒戦慄 shaking chill（敗血症を示唆）
重ね着してもブルブル震えあり→中等度悪寒 moderate chill (chill)
重ね着＋でブルブル震えなし→軽度悪寒 mild chill (chilly sensation)
～～～～～～～～～～～～～～～～～～～～～～～～～～～～

らは常に水分が蒸発しており，これを不感蒸泄 insensible perspiration と呼ぶ．体温正常で室温が28℃の時，不感蒸泄は約15ml/kg/日程度である．

～～～～～～～～～～表1　熱放散の機序～～～～～～～～～～
熱放射 radiation：体表面からの赤外線による熱放散
熱伝導 conduction：直接触れたものを介する熱放散
熱対流 convection：体表面で暖まった空気が対流することによる熱放散
熱蒸発 evaporation：体表面から水分（汗）が蒸発することによる熱放散
～～～～～～～～～～～～～～～～～～～～～～～～～～～～

体温の調節は温度受容器とよばれる温熱を感じる受容器を介したフィードバック経路を構築して行われている．温度受容器は皮膚と深部にあり，皮膚の温度受容器は体の表面の温熱を感じて体温調節中枢（視床下部の視索前野・前視床下部）に伝え，さらにその信号は大脳皮質にも連絡されるため，暑さ寒さとして認識される．深部の温度受容器は，前視床下部・脳幹・脊髄などにある温度感受性ニューロン（温ニューロン）が，体温の上昇や低下を感知して，体温調節中枢に伝えている．

Note 2

第1章 聞き書き

一方，軽度の悪寒のみ場合で「頻脈無し」であれば，敗血症のリスクは低いといえます[2]．65歳以下の成人で脈拍が毎分100未満，高齢者では毎分90未満で，かつ悪寒がごく軽度である場合は敗血症のリスクは低いということになります．このように，体温のみでは判断してはならないということが重要ですね．

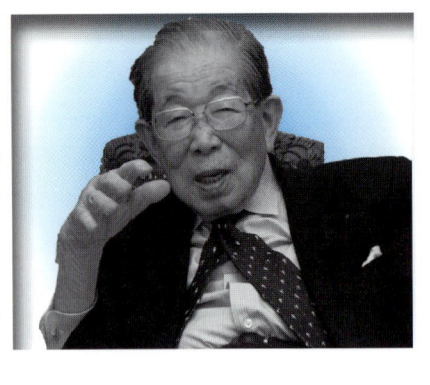

日野原 発熱は感染症以外でもみられます．心筋梗塞の患者だと多くの場合に3日目くらいから発熱します．それを知らない医師は，患者の体温が38℃以上に上昇すると反射的に抗菌薬投与を行いますね．

徳田 発熱の原因を特定せずにすぐに抗菌薬を投与するような診療が見うけられますね．

体温調節中枢は，それ自体は温寒を感じないが，上記のような受容器からの情報を集めて，制御信号を効果器側に送ることにより，体温の調節を行う．

体温調節中枢からは，自律神経系，体性運動神経系，内分泌系のそれぞれの経路で効果器への制御信号を伝える．自律神経系のうち，交感神経系のβ受容体では，褐色脂肪組織に働いて脂肪の分解を促進し，さらにグリコーゲンを分解して糖の新生を促し，ふるえのおこらない熱産生を行う．また，交感神経系のα受容体刺激では，皮膚や粘膜などの血管収縮により熱の遮断をもたらす．反対に，副交感神経系の刺激では，アセチルコリンを伝達物質として末梢血管の拡張と発汗促進をもたらす．体性運動神経系は，骨格筋に作用して「ふるえ」や「悪寒」を起し，熱を産生する．内分泌系では，視床下部下垂体系の活動亢進により，下垂体前葉から甲状腺刺激ホルモン (TSH) や 副腎皮質刺激ホルモン (ACTH) の分泌が亢進し，それぞれ甲状腺ホルモンと副腎皮質ホルモンの分泌を増加させることによって代謝を亢進させ，産熱産生の促進に働く．

Note 2

日野原 でも効かない．なぜかというと，組織が壊死を起こすことによって熱が出るのであって，細菌感染ではないのです．このように，発熱が感染によるとただちに考えるのは間違いで，悪性腫瘍の患者でも発熱するし，膠原病患者でも高熱が出る，血腫をもつ患者でも出る．心筋梗塞の場合は，はじめは循環不全を有することが多いので熱は出ませんが，3日くらい経つと出てきます．一方で，狭心症は，白血球が増えないし，熱も出ません．心筋梗塞は遅れて熱が出るというように，病態の位相がいまどこにあるか，組織が壊死を起こしていないかどうかも考えましょう．診断のカギとなるのはまず問診であって，発病何日目からの発熱かを聞くのです．そうすると患者は，発熱を来す前に寒気があったとか，むかつきがあったとかの病歴を語ってくれますので，

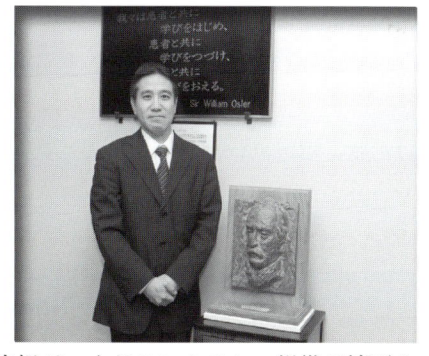

　体温を測定する場合に注意すべき点としては，測定部位がある．正常人で直腸温は37.5℃程度であるが，腋か温は36.4℃前後である．体温に影響を与える因子にはさまざまなものがあり，女性の方が男性に比べてやや高く（月経周期による変動もある），小児の方が成人よりもやや高い．日内変動もあり，朝6～7時頃が低く，午後の3～4時頃に高くなる．季節的には，体温は一般的に冬に低く，夏に高くなる．また，食事や運動により熱産生は亢進し，精神的興奮でもアドレナリンの分泌によって軽度の体温上昇を認めることがある．
　感染症などで発熱する場合では，細菌，ウィルス，毒素や組織蛋白の異常分解産物などの外因性発熱物質 exogenous pyrogen が，免疫担当細胞に作用し，内因性発熱物質 endogenous pyrogen が分泌され，これが体温調節中枢に作用して，体温上昇のシグナルを骨格筋などの効果器へ伝達される．

Note 2

発熱を来す病態がいつから始まっていたのかがわかります．

　また心房細動の患者に末梢動脈で脈拍を測っても無意味です **(Note 3)**．脈拍が毎分90しかないと思ったら，実際は心臓（心拍数）は毎分140打っているということがあります．私は看護師に「心房細動のときは心拍数を記録しなさい」とよく言いますが，なかなかできていません．最近の看護師はモニターにだけに頼っています．患者モニターで酸素飽和度が90%以下になると低いといってただちに酸素濃度を上げようとしますが，安静にしておれば88%や85%でも当人は苦しくありません．動くときは90%以上ないといけませんが，安静に静かにしているときは80%台でもよいのです．私は患者さんには黙って酸素を止めながら話をして，「あなたは今酸素を吸入していませんよ」といっていますが，そのとき患者は呼吸困難を自覚しておらず，私が酸素を止めたことに気づかないのです．

Note 3　心周期と脈拍の関係

　収縮期血圧と拡張期を合わせて心周期 Cardiac cycle と呼び，正常の動脈圧の波形は以下の図1の波形を示し，大動脈弁の閉鎖時点に一致して，重複切痕 dicrotic notch を認める．一例として，敗血症性ショックの動脈圧波形は，相対的循環血液量減少に伴う強い呼吸性変動がみられ，さらには全末梢血管抵抗減弱による重複切痕 dicrotic notch の消失を特徴とする．

図1：動脈圧の波形

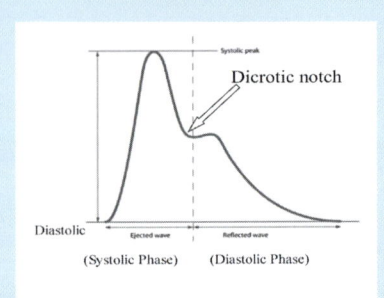

http://ericglenn.com/category/cardio-pulse-wave/ より引用

Note 3

幅広いバイタルサインの診かたを学ぼう

日野原 幅の広いバイタルサインの診かたを学ばなければなりません．足の裏が冷たいかどうか，冷汗があるかどうかをみることなどもバイタルサインなのです．瞳孔反応だけがバイタルサインなのではありません．身体の様々な異常をバイタルサインの中に含めましょう．バイタルサインを診るというのは結局，血液中のpHを正常に保とうとする生体の生理的なメカニズムをとらえるということを意味しています．呼吸と代謝で，酸とアルカリがどの程度になっているかがバイタルサイン評価の最も大切な事柄です．在宅中の患者で心筋梗塞や大動脈解離が起きていないか，訪問診療で見抜いて，病院へ転送することができるのは，バイタルサインを診ることができる医療者しかできません．今計画している看護師のプラクティショナーの養成プログラムでは，約40時間を使って，バイタルサインの診方に加え，聴診器の使い方，診察の仕方を教えたいと思っています．

　心周期と聴診上の心音所見との関連は，下記の図2のように，血圧（動脈圧），左心室圧，左房圧の相互関係で説明できる．

図2：動脈圧・左心室圧・左房圧の波形と心音の関係

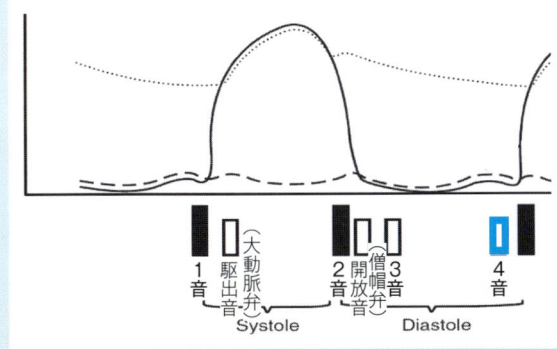

Bates' Guide to Physical Examination より引用

　心臓や血管の調節は自律神経系（交感神経と副交感神経）や内分泌系（レニンなど）のフィードバックシステムで行われている．交感神経はノルアドレナリンを伝達物質とし，受容体にはα受容体（α1，α2）とβ受容体（β1，β2，β3）の2種類があり，各臓器における受容体の種類によってその作用が異なる（表2）．

Note 3

第1章 聞き書き

オスラー流回診とは

徳田 オスラー先生の診察技術についてはどうでしょうか．

日野原 オスラーは，「平手の回診」をしました．当時は患者数が10〜15人の病室でしたが，「How are you?」といって片手で患者の背中をたたいて回診をしていました．そして研修医に，「おい，針をいれてごらん，水がたまっているよ！」といったそうです．パジャマの上から背中を叩いただけで，胸水が溜まっていることを教えていたのです．担当のレジデントはそこまで知らない．これを「平手の回診」と呼ばれていました．これは，ビール工場の職人がビール樽を叩いてビールが溜まっているかどうかを知るのと同じ技術です．

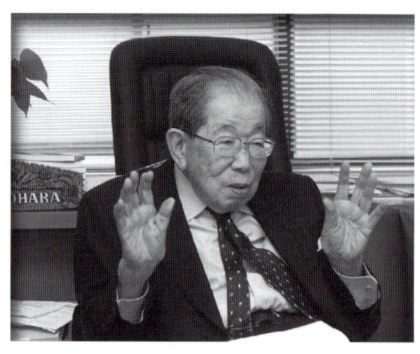

徳田 空のビール樽と溜まっているビール樽は打診音が違うというやつです

~~~~~~~表2：交感神経刺激による循環器系の主な作用~~~~~
1) 心臓：$\beta 1$受容体
   洞房結節→心拍数↑
   房室結節→自動能↑，伝導速度↑
   心室→収縮，伝導速度↑
2) 細動脈：α受容体
   冠動脈→収縮
   皮膚・粘膜動脈→収縮
   骨格筋動脈→収縮
   $\beta 2$受容体
   冠動脈→拡張
   骨格筋動脈→拡張
3) 腎臓：$\beta 1$受容体
   傍糸球体細胞→レニン分泌↑
   α受容体
   尿細管→Na再吸収↑
~~~~~~~~~~~~~~~~~~~~~~~~~~~~~~~~~~~~
副交感神経はアセチルコリンを伝達物質とし，ムスカリン受容体（M1，M2，M3）に作用する．
~~~~~~~~表2：副交感神経刺激による作用~~~~~~~~~
心臓→心拍数↓，心収縮力↓，電気的興奮性↓，房室結節伝導時間延長
冠状動脈→収縮
骨格筋動脈→拡張
~~~~~~~~~~~~~~~~~~~~~~~~~~~~~~~~~~~~

Note 3

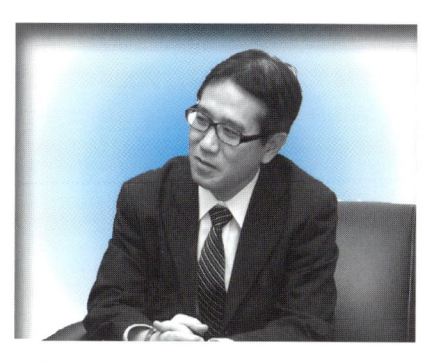

ね．肺の打診音は主として4つに分類できると思います．正常肺は共鳴音 resonance です．病的な打診音としては，胸水で濁音 dullness，肺気腫で過共鳴音 hyper-resonance，気胸で鼓音 tympany となります．トレーニングのやりかたとしては，「肝臓の打診」で濁音 dullness を習得し，「胃泡の打診」で鼓音 tympany を習得することができます．通常は，両手で行うのが打診の基本です．オスラー先生がすごいのは，片手での打診をマスターしていたという点ですね．

日野原 そうです．あの現象から得られた打診術です．寝たきりの患者さんに対して，私はよく背中に手をいれて片手の二本指で打診をします．音でなく指の感覚で水が溜まっているかどうかを知ることができます．

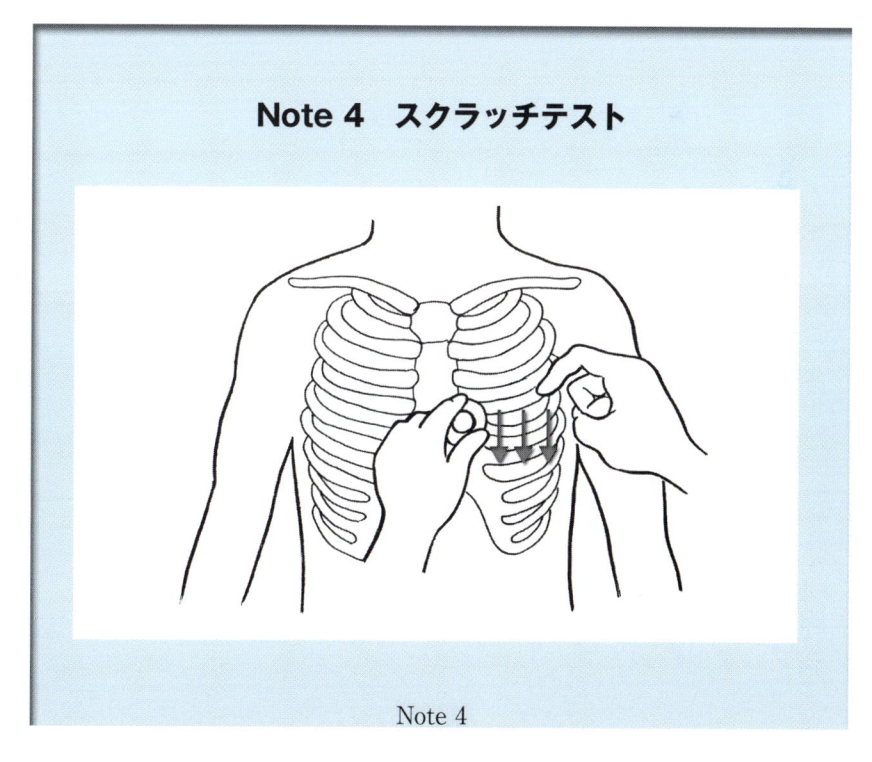

Note 4　スクラッチテスト

Note 4

徳田 その方法ですと患者さんが寝ていてもできますので非常に有用ですね．寝たきりでも静脈圧の測定が可能です．仰臥位では，すでに外頸静脈は怒脹していることが多いですが，「手背静脈」を利用することで測定できます．このやりかたは，Art and Science of Bedside Diagnosis の著者で有名な Joseph Sapira 先生から直接教えていただきました．自分が沖縄県立中部病院の内科チーフレジデント時代ですが，Sapira 先生がセントルイスから沖縄へ初めて来られたときです．まず，患者の手背を上方に向けた状態で，患者の手を心臓の高さより低い位置おき，手背静脈が「怒張」することを確認します．それから，1センチずつ徐々に上方にその手を移動させ，手背静脈が「虚脱」するぎりぎりの位置で手の移動を止めます．その手の位置から，心臓（右心房）までの垂直距離を測定し，「手背静脈圧」として記録します．もちろん，頸静脈圧を上昇させる疾患では，手背静脈圧も上昇しますし，頸静脈圧を低下させる疾患では，手背静脈圧も低下します．手を視るだけで心不全の診断ができる方法ですね．

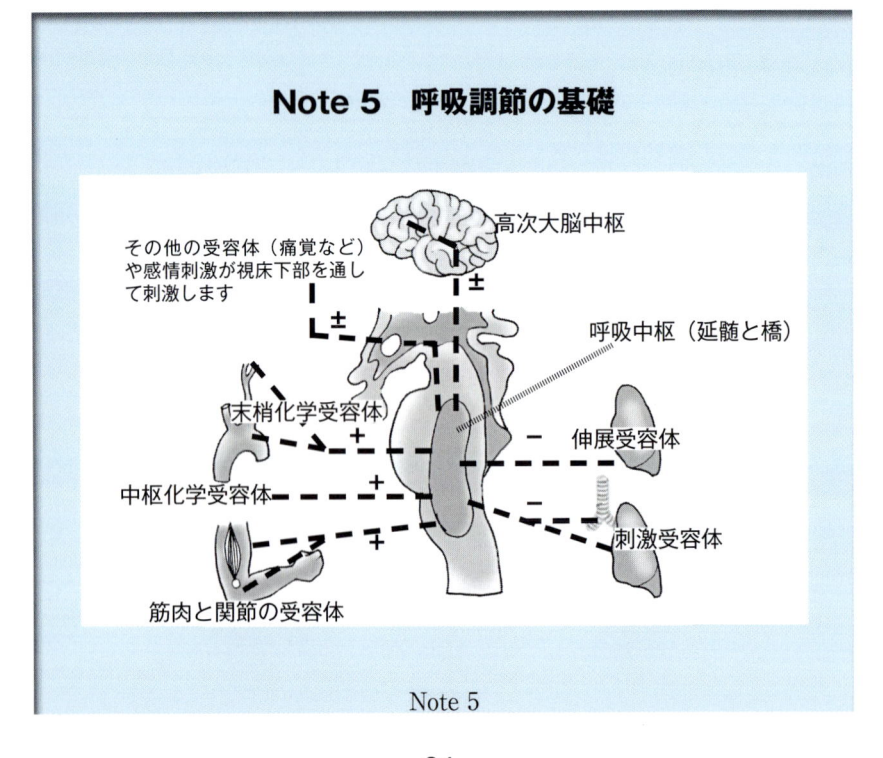

Note 5　呼吸調節の基礎

Note 5

日野原 視るだけで診断がつく例もあります．当院での救急の腹痛患者ですが，虫垂炎で破れたのではないかということで外科が開腹しようということになりました．私はそこに行って患者をみてみたら横腹にあざがありました．患者にどこか腹を打ったのかと聞いたら打っていないといっていました．腹部大動脈が破れると殴ったときに黒くでるようにあざが出るというのを知っていたので，私は腹部大動脈瘤破裂の診断を示唆し，実際にそうでありました．診るだけで診断が付くのです．CTスキャンをとらなくてもわかります．レジデントの教育には，「とにかく胸部のレントゲン写真を撮ってください」ではなく，「心臓はこう拡大していますから，確認のため念のため撮ります」というべきです．心臓が大きいかどうかをみるのには，スクラッチテスト **(Note 4)** を使い，聴診器を心臓の真上にあたる第5肋間・胸骨左縁付近に当てながら，第5

呼吸の調節は中枢神経（延髄・橋・大脳皮質）によってコントロールされている．延髄網様体にある呼吸中枢は，呼吸の基本的リズムを司る．末梢組織における感覚情報（PCO_2，肺の伸展，刺激源，筋紡錘，腱，関節）は，迷走神経と舌咽神経を経由して脳幹（延髄・橋）で調整される．迷走神経は末梢化学受容器や肺の伸展受容器からの情報を中継し，舌咽神経は末梢化学受容器からの情報を中継する．脳幹（延髄・橋）からの出力は横隔神経を経由して横隔膜に至り，呼吸筋の活動と呼吸サイクルをコントロールする．また，大脳皮質の作用により呼吸を随意的に過換気や低換気にすることができる．ただし，PCO_2の増加やPO_2の低下で，低換気（息こらえ）の努力は制限される．

CO_2, $H+$, O_2の化学受容器としては，延髄の中枢化学受容器，頸動脈体・大動脈体の末梢化学受容器がある．延髄の中枢化学受容器は脳脊髄液 cerebrospinal fluid (CSF) のpHに感受性があり，CSFのpH低下によって呼吸数が増加する．この場合，$H+$はCO_2と違い血液脳関門を通過できないが，CO_2は脂溶性で血液脳関門を通過できるため，CO_2は動脈血からCSFに拡散する．そして，CSF内においてCO_2はH_2Oと結合し$H+$とHCO_3^-が生成され，この$H+$が延髄の中枢化学受容器に作用し呼吸が刺激される．

末梢化学受容器を有する頸動脈体は総頸動脈分岐部にあり，大動脈体は大動脈弓に存在する．動脈血PO_2の低下は末梢化学受容器を刺激し呼吸数を増やす．通常PO_2が60 mmHgにまで低下してはじめて呼吸が刺激されるが，

Note 5

第1章 聞き書き

肋間スペースに沿って外側から心臓に向かって皮膚を引っかき，その音を聴きます．心臓の境目にくると音が突然大きくなり，その位置が肺と心臓の境目となります．肝臓のサイズの診察では，腹式呼吸ができない人でも，腹水が溜まっている人でも，肝臓の上に聴診器を置いてスクラッチテストをするとはっきりわかります．看護師は清拭をするために患者を裸にしますから診察しやすいですので，その際にスクラッチテストを行って，担当の医師に心臓や肝臓が拡大していることを教えてやればよいのです．

徳田 体温だけでなく，呼吸数 **(Note 5)** も個人差がありますが，いかがでしょうか？

PO_2 が 60 mmHg 以下の低値になると呼吸数は PO_2 の変化に過敏に反応して増加する．

また，動脈血 PCO_2 の増加も末梢化学受容器を刺激することにより呼吸数を増やす．動脈血 PCO_2 の増加は，低酸素血症で生じる呼吸刺激に相乗的に作用するが，末梢化学受容器の CO_2 への応答は中枢化学受容器の $H+$ への応答ほど重要ではないといわれている．さらには，PCO_2 の変化とは独立して，動脈血 $[H+]$ の増加により，頸動脈体末梢化学受容器が直接刺激される．すなわち，代謝性アシドーシスでは，動脈血 $[H+]$ が増加して頸動脈体末梢化学受容器を刺激するために，呼吸数は増加する（Kussmaul 呼吸）．

呼吸調節にかかわる末梢受容器には他にもさまざまなタイプがあり，肺の伸展受容器，刺激源受容器，J（肺胞傍毛細血管）受容器，関節＆筋受容器などがある．肺の伸展受容器は，気道の平滑筋に存在し，肺が拡張してこの受容器が刺激されると，呼吸が反射的に抑制される（Hering-Breuer 拡張反射）．刺激源受容器は，気道の上皮細胞間に存在し，有害物質（花粉や塵など）によって刺激される．J 受容器 (Juxtapulmonary capillary receptor) は肺胞の毛細血管近くに存在し，左心不全や肺水腫などで生じる肺毛細血管のうっ血や浮腫が J 受容器を刺激し，浅くて速い呼吸を引き起こす．関節・筋受容体は肋骨の動きによって活性化され，運動時の呼吸の早期刺激に貢献している[3]．

Note 5

間違いだらけの日本の教科書

日野原 呼吸のしかたで，私がうつ伏せで寝ることを勧めるのは，うつ伏せでは胸部を圧迫するので胸式呼吸をしにくくなり，一晩中腹式呼吸ができる．だから肺活量が少ない人には腹式呼吸にしなさいと勧めています．私の肺活量は1,700mLくらいの容量ですが，腹式呼吸にすると2,900mLくらいになります．このような変化に伴って，呼吸数も変化します．だから腹式呼吸で寝たほうが良いのです．また，燃料を節約した病院では，夜10時から朝の6時ころまで暖房を止めていますね．そうすると室温は下がりますが布団の中はまだ暖かい．冷たい空気を吸っているから口の中の体温は低くなりますが，腋窩は温かいままです．以前，看護大学の学生にスキー場で体温を測らせたら，腋窩は一番高く，次に口，そして耳は一番低いことがわかりました．冬場では，鼓膜は冷たくなるのです．一方で私が以前，肺炎で入院したときに看護師が熱を測ったら，腋窩温では熱はないといっていました．しかしその時自分は熱っぽいと感じていました．体温計も異常ない．そこで頭皮に体温計を置いたら，体温は高かったのです．頭が熱いなら頭に体温計を置いて測る．体温は体全体では一定ではありません．ですから患者が熱っぽいと言ったら，どこが熱っぽいかを聞いてみる．腋窩だけで測るのは間違いです．私は朝起きて，室内と外で体温測定を1週間比較したことがありますが，庭のほうが高くなりました．それを雑誌に連載しましたが，このように私は自分で実際に体験したことを書くようにしています．

徳田 バイタルサインの測定で問題なのは，呼吸数をルーチンに測定していない病院があるという点ですね．健康成人における安静時の呼吸数は，毎分12～20回です．一般に，乳幼児や高齢者では，安静時の呼吸数が多くなります．呼吸数を測定する場合，30秒間カウントして2倍としてもよいですが，30秒間の呼吸数が5回以下の場合には，1分間カウントすべきです．また，チェーン・ストークス呼吸のような呼吸のリズムに異常がある場合でも，やはり1分間カウントすべきです．呼吸数のカウントは胸郭の運動を観察して行いますが，患者が意識的に過呼吸や息こらえなどを行うおそれがある場合には，心臓や腹部の聴診などの際に，吸気と呼気を評価しながら，呼吸数をカウントするとよいと思います．バイタルサイン以外に，現代医療の間違いの例をいくつかご教示ください．

第1章 聞き書き

日野原 そうですね．まず，安静の弊害というのがありますね．安静にすると1週間でも骨粗鬆症が猛烈に進行します．筋肉が非常に衰える．躓きやすくなって骨折を起こします．また，予防注射をしたら入浴するなというのも，伝説のようなもので，熱があっても熱い風呂に入り，熱いものを食べて寝たほうが汗をかいていいのです．あと，病院の清拭で患者が亡くなったときに肛門から綿を入れるのも，日本だけです．明治時代から，死者の鼻の穴まで綿を入れるような儀式がおこなわれています．あれは必要ありません．死後の処置は顔をきれいにするだけでよいのです．このように日本の教科書には古い，間違ったことの記載がまだ多くみられます．医学においても，常識と思われていることを疑う，逆転の発想が重要です．

徳田 たいへん勉強になりました．

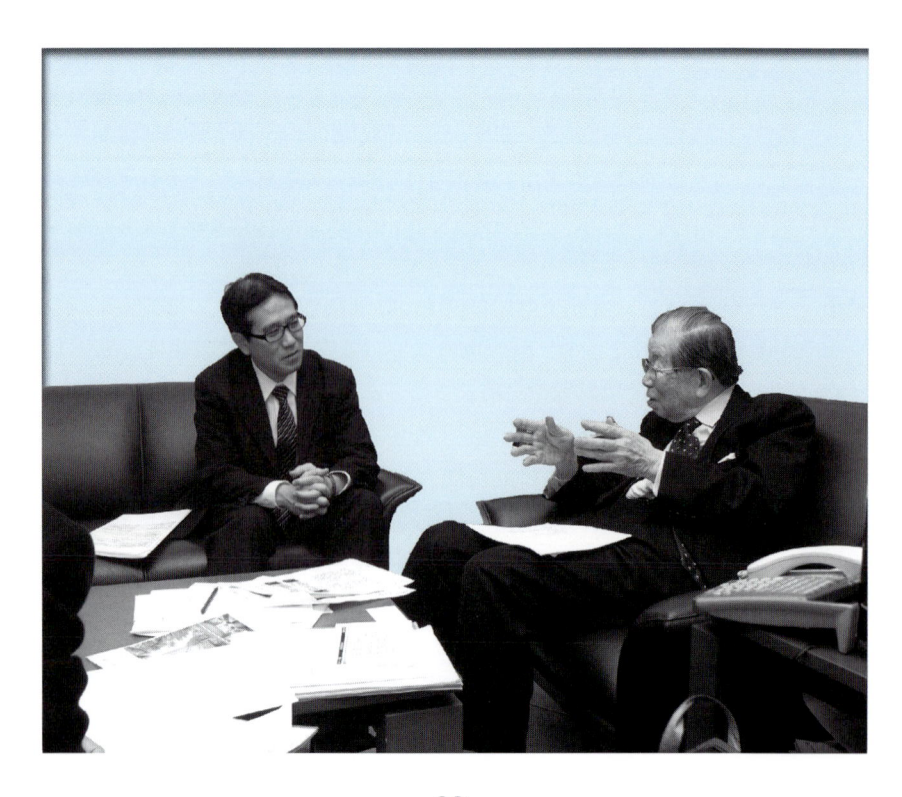

第2章

ショックバイタル Pearls

1 血圧が低い患者が来たら，意識をチェック！

2a 消化管出血でティルトテスト陽性では早急な対応が必要

2b 胸骨角から右心房までの垂直距離はどんな体位でも 5cm であるというルールを使って静脈圧を測る．

3 普段の収縮期血圧より 30mmHg 以上下がったらショックといえる．

4 ショック＋頻呼吸→敗血症性ショックを考慮する：脱水のみに頻呼吸なし！

5 奇脈（吸気時 10mmHg 以下の SBP 低下）
　→心タンポナーデ，重症喘息

6 閉塞性ショック（重症肺塞栓，緊張性気胸，心タンポナーデ）→頸静脈怒張

7 低血圧＋脈圧が小
　（脈圧＜ SBP の 25％）
　→低心駆出量 low stroke volume,
　DM で冷汗→低血糖だけでなく MI も考えよ．

8a 頻脈性心房細動では脈格差（HR － PR）あり→脈格差がある場合は HR 評価をすべき（心音聴取か心電図モニター）．

8b 心房細動で脈が速い人がきたら，心拍数を測定しなければならない．脈拍数では重症度を過小評価してしまう．

症例1（Box 1）

Box 1-1

１８歳女性

大学入学のための健康診断目的受診．

生来健康．症状なし．

Vital Signs (VS)：

血圧 Blood Pressure (BP) 84/42 mmHg
　　(Systolic BP=SBP: Diastolic BP=DBP)

心拍数 Heart Rate (HR) 70 /min

呼吸数 Respiratory Rate (RR) 16/min

体温 Body Temperature (BT) 36.2 ℃

　バイタルサイン（VS）は，血圧（BP），心拍数（HR），呼吸数（RR），体温（BT）の4つです．

　記載の順序は施設によって異なるものの，本書はこの順番で解説していきます．血圧は収縮期血圧（SBP）と拡張期血圧（DBP）に分かれますが，この患者は84/42と低いです．血圧の正常値は，年齢や性別によって異なりますが，一般的にSBPが90～95以下は低血圧と言われていますので，この患者は血圧が低いと言えます．HRの正常値はどうでしょうか？年齢や基礎疾患によって異なりますが，一般的に50～90までが正常と言われています．この患者は正常範囲内です．RRはどうでしょうか？一般には10～20回が正常範囲内ですので，この患者は正常です．体温はどうでしょうか？これも年齢，性別，

症例 1 (BOX 1)

Box 1-2

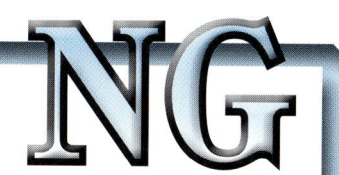

NG

担当研修医 A

「この患者は血圧が低い！

ショックバイタルでは？

すぐにベッド上安静と心電図モニターの指示を出したほうがいいかもしれない」

基礎疾患によって変わるものの,35.5〜37.1℃までは正常範囲です.患者によっては37.1℃は異常であるという場合もあります.

そこで初期トリアージを担当した研修医 A 君は，Box 1-2 のように考えました．これはどうでしょうか？明らかに NG であり，Box 1-3 の指導医の答えが OK となります．ショックとは何かがこの答に隠されています．主要臓器循環障害があればショックであるということです．この患者は，たしかに血圧は低いのですが, HR, RR, BT は正常範囲内です．循環障害のサインもありません．したがって，この健診で訪れた若い女性は，無症候性の低血圧ということになります．ポイントは，Box 1-4 に示します．

Box 1-3

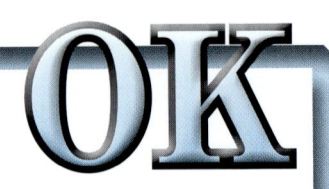

指導医 T

「低血圧のみで，症状が無く，主要臓器循環障害の徴候なし→ショックではない」
「他のＶＳが全て正常である→臨床的に問題となるショックは少ない」

A．正常（無症候性低血圧）

メモ
主要臓器循環障害による重要組織への酸素供給の低下の程度が，ショックの重症度と相関することがわかっており，非侵襲的リアルタイム組織酸素飽和度（SpO_2）の測定機器が現在開発中であり，これがショックのモニタリングに有用であることが示唆されています[1]．

Point

Box 1-4

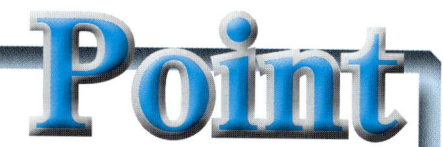

「ショック＝主要臓器循環障害」

主要臓器循環障害の主な症状と徴候
脳血流の低下→気分不良・意識障害・けいれん
腎血流の低下→乏尿
冠血流の低下→心筋虚血

このうち，脳血流の低下による症状と徴候が最も早く出現する．

　ショックは，生命維持に必要な主要臓器である，脳，腎，冠血流量の低下を示します．「気分不良」は漠然としていますが，患者の訴えとして多く，さらに進むと意識障害が現れます．意識障害にも様々なレベルがあり，軽い見当識障害，もっと進むと昏睡まで軽度，中度，高度があります．腎臓に十分血流が供給されないと，尿量が低下します．成人では１日400cc以下は乏尿と呼ばれます．尿を定量することが重要で，１時間，または24時間何ccかで現すことが必要です．入院患者でショック状態の場合，尿量をチェックすると数時間前から低下していたことがわかります．そこで腎血流の低下があったことがわかり，主要臓器循環障害のサインであったことが分かるのです．冠血流の低下は，心臓を栄養している血管に十分血流が供給されないので，心筋虚血が起こります．心筋の動脈硬化がある患者では狭心症や心筋梗塞が起こることがあります．もともと冠動脈に病変がなくても心電図に変化が出ることがあります．ですからショック患者には心電図など心臓の評価が必要になります．

第2章　ショックバイタル

　脳血流の低下による症状と徴候が最も早く出現しますが，乏尿になるには数時間かかります．脳血流の低下による症状は分単位で現れます．ですから血圧が低い患者がきたら，まず気分が悪くないかを聞きます．気分が悪くないという場合は，では次に他の臓器血流は大丈夫かを考える．患者の表情と動作などの全身状態を診て，他のバイタルサインも評価して最終的な判断をします．

Clinical Pearls
血圧が低い患者が来たら，意識をチェック！

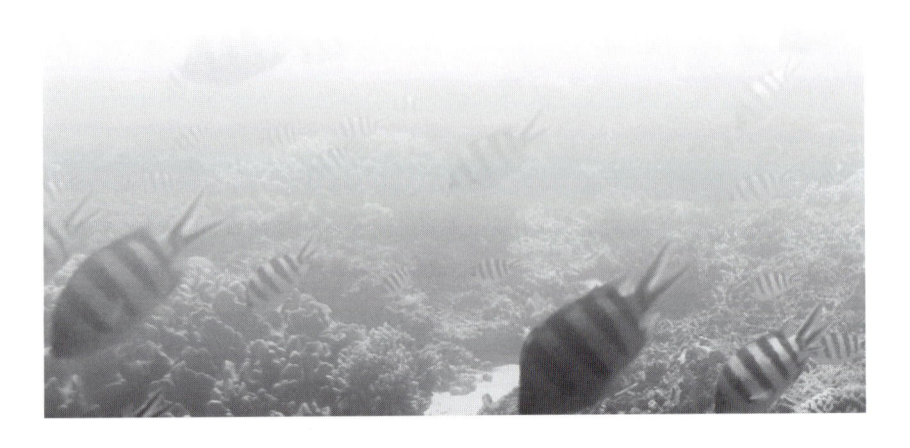

症例2a（Box 2a）

> **Box 2a-1**
>
> ４０歳男性
> 腰痛にて２ヶ月間 NSAID 内服中であった．
> 昨日より３回の吐血，５回のタール便あり．
> VS：
> 　　臥位 BP110/60　　臥位 HR90
> 　　座位 BP　80/60　　座位 HR130
> 　　RR 18 BT 37.5
> 貧血＋　仰臥位で頸静脈虚脱＋
> 腹痛なし．腹部は軟かく，圧痛なし．

　非ステロイド性消炎鎮痛剤（NSAIDs，アスピリン，イブプロフィン，ロキソニンなど）を飲んでいる患者です．この症例で特徴なのは，臥位と座位でバイタルサインが変化していることです．ＳＢＰは座位で30下がっている．ＨＲは座位で40上昇しています．＋αの所見として貧血がある．貧血は通常，眼瞼結膜を診ます．ピンクでなく蒼白であれば貧血を疑います．結膜以外にも重要な部位として２箇所あります．一つは爪の色．患者の爪の色を診るとき重要なのは，貧血のない人（自分自身）と比較するのがいいですね．もう一つは手のひらです．手掌線は正常ではピンクです．自分の手掌と比較してください．手のひら全体の色調でも結構です．手のひら全体がピンクであれば貧血はありません．手のひらがピンクでなくても正常では手掌線はピンクです．手のひらが蒼白となり，その後手掌線が蒼白となるのが貧血の進行です．

第2章 ショックバイタル

Box 2a-2

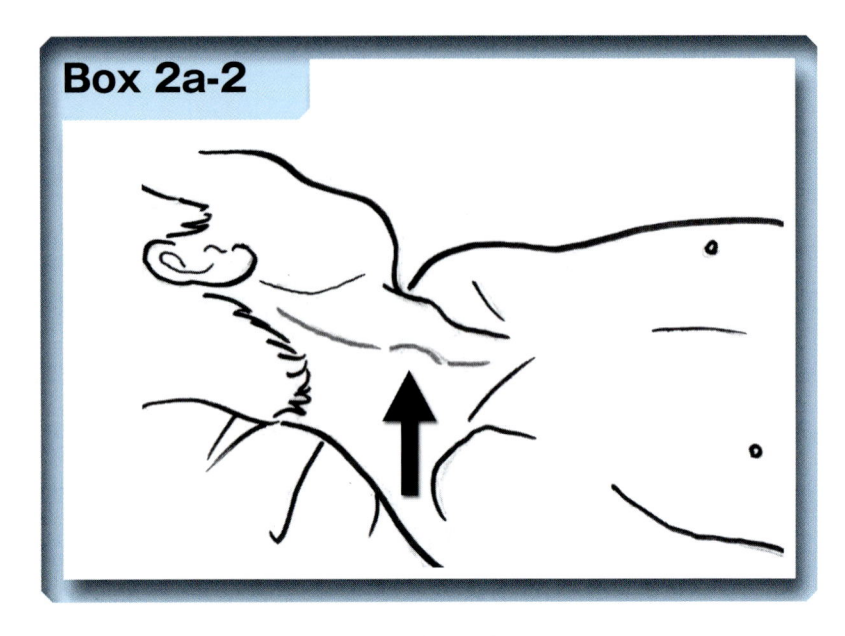

この患者は仰臥位で頸静脈が虚脱していました．

　吐血，タール便があるので腹部所見も診るべきです．痛みはないし，触診しても痛くないということですから，この病歴からは消化管出血疑いでよさそうです．ここで重要なのはタール便です．これは消化管出血の部位を示唆しているからです．消化管は，食道，胃・十二指腸，小腸（空腸，回腸），大腸，直腸，肛門とありますが，タール便は，上部消化管由来，十二指腸の末端にある Treiz 靱帯より上部から出血したことを意味します．つまり，この消化器出血は食道，あるいは胃・十二指腸由来であると推測されます．タール便でなく鮮血であれば小腸か大腸，あるいは直腸，肛門などから出血している可能性が高くなります．ただしこれもピットフォールがあり，急速な出血の場合は，胃酸と混合してタール便になるという化学反応を起こす時間がなく，赤色のまま出てきます．ですからタール便でないから上部消化管出血ではないとは言えません．さて，ここで臥位と座位でどのように血圧と脈を測るのかを示します．（Box2a-3）

症例 2a (BOX 2a)

Box 2a-3

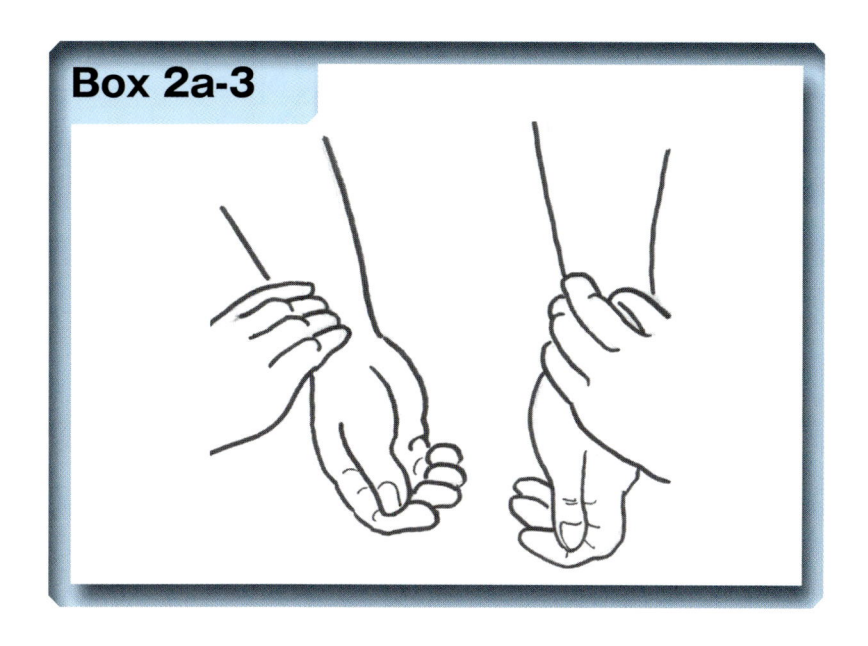

　「気分不良はないですか」と聞いてから，血圧，心拍数，脈拍数を測定します．座位としたあと，どのタイミングで測るのかが大切です．座位になって1分以内に計る．そしてその2分後である3分後に測定します．元気な人の場合は立位で測ります．

　Box2a-2を見てみましょう．この症例では仰臥位で頸静脈が虚脱していました．座位や立位のとき，正常では頸静脈は虚脱します．頸静脈圧（JVP）が上昇していなければ座位では頸静脈は見えません．CVラインを用いて中心静脈圧（CVP）を測定するときのようにJVPも右心房からの垂直距離で測ります．

　頸静脈波は座位では見えませんが仰臥位では見えます．なぜかというと，寝かせてCVラインを横にしているということと同じですから，右心房の高さとほぼ同じとなって．頸静脈波が正常状態でも見えます．仰臥位でも頸静脈が虚脱していたら，何を意味するのでしょうか？　吐血でタール便でかなり血液を喪失していたということになります．

第2章　ショックバイタル

Box 2a-4　NG

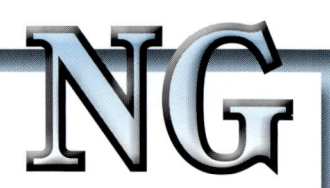

担当研修医 B

「NSAID服用後の胃潰瘍による上部消化管出血であろう．経鼻胃管を挿入して胃洗浄をしてみよう．」

<…胃洗浄にて血性・コーヒー残渣の排液は認めず…>

「まずは輸液で様子をみて，明日朝にCBCをフォローすればよいだろうか？」

　ここでの研修医のコメントはBox2a-4です．出血源が確認できないので，経鼻胃管を挿入して胃洗浄するというのはOKです．しかし明日朝にCBCでフォローすればいいか？指導医のコメントはBox2a-5です．

　「臥位から立位で血圧低下＋脈拍増加」は，体位性あるいは起立性低血圧といい，プレショックとも呼ばれます．これは非常に危ないサインです．

　NGチューブが挿入されうまく洗浄しても，十二指腸から出血しているような場合に血性の排液が認められないことがあります．胃から十二指腸へは幽門輪を通過しなければいけませんので，生理的に開閉しますが，幽門輪が小さい場合，十二指腸の状況が胃に反映しないことがあります．消化管出血でプレショックということは緊急の内視鏡検査の適応です．朝まで待っていると危ないということとなります．実際，正しいアセスメントの結果，十二指腸潰瘍が見つかりました．ポイントはBox2a-6の通りです．

症例 2a (BOX 2a)

Box 2a-5

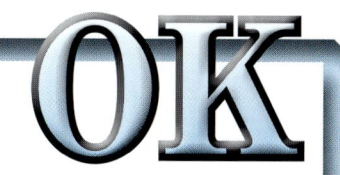

OK

指導医 T
「体位性低血圧（臥位から立位で血圧低下＋脈拍増加）
　→プレ・ショック」
「十二指腸潰瘍では，活動性出血＋でも胃洗浄 negative のことあり」
「消化管出血でプレ・ショック→緊急上部消化管内視鏡検査の適応です」
A．十二指腸潰瘍（A1 ステージ）：緊急内視鏡下クリッピングにて止血処置を行った．

メモ

JAMA の最近における Rational Clinical Examination では，脈拍の増加は 30 以上としていますが，見逃しを防ぐためには検査の感度を高く維持する必要があり，古典的な定義である 20 以上とすべきと考えます[2]．

第2章 ショックバイタル

Point

Box 2a-6

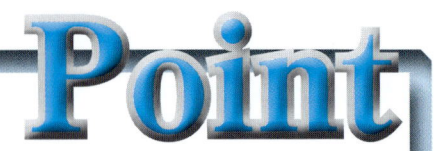

ティルト・テスト (Tilt test)
・(臥位から座位へヘッドアップ)
　　SBP 低下 >20 または HR 増加 >20
　　　→陽性：プレショック
・出血・脱水によるショック
　　　→低容量性ショック
　　　（BP 低下・HR 上昇・RR 正常）
　　　→静脈圧（第5のVS）は低下（虚脱）

　ティルトテストを行いました．まず1分以内に測って最後に3分以内に測る．2回測って，どちらかが陽性であればプレショックを意味し，早急な対応が求められます．ティルトには「角度を変える」という意味があります．これを厳密に行う場合，上部消化管造影のときの胃透視の台（ティルトテーブル）を使いますが，ERや初診外来ではヘッドアップ機能付きのストレッチャーで十分です．この症例では出血ですが，脱水でも同様に血圧が下がります．血管内の容量が低下するという意味でこれらは低容量性ショックと呼びます．症例1のコメントで，頸部の静脈について説明しました．この患者は，正常であれば見えるはずの静脈波が見えませんでした．右心房からどのくらいの高さまで静脈波の頂点があるかを測定したのが静脈圧で，私は「第5のバイタルサイン」と読んでいます．吐血とタール便を呈する患者が来て，ショックバイタルでなければ，ティルトテストを行います．もちろんこのテストは仰臥位で血圧がすでに低下しているときは禁忌です．

Clinical Pearls
消化管出血でティルトテスト陽性では早急な対応が必要

症例2b（Box 2b）

> ## Box 2b-1
>
> ４０歳男性
> 生来健康．昨日より大量嘔吐，水様性下痢，気分不良．口渇著明．腹痛なし
>   VS：BP 臥位 110/60　座位 80/60
>   　　HR 臥位 100　　座位 130
>   　　RR 18　BT 37.5
>   頸静脈圧
> Jugular venous pressure (JVP)　2cm H$_2$O
> 腹部軟で圧痛なし　アセスメントは？

　症例 2a と違うのは，今回は脱水です．この症例も，ティルトテスト陽性です．CVP を入れなくても測れるのが JVP ですが，本質的には同じ圧であり．測り方が違うだけです．針を刺さないで測れるのが JVP です．

第2章 ショックバイタル

Box 2b-2

頸静脈圧波形
(jugular venous wave form)

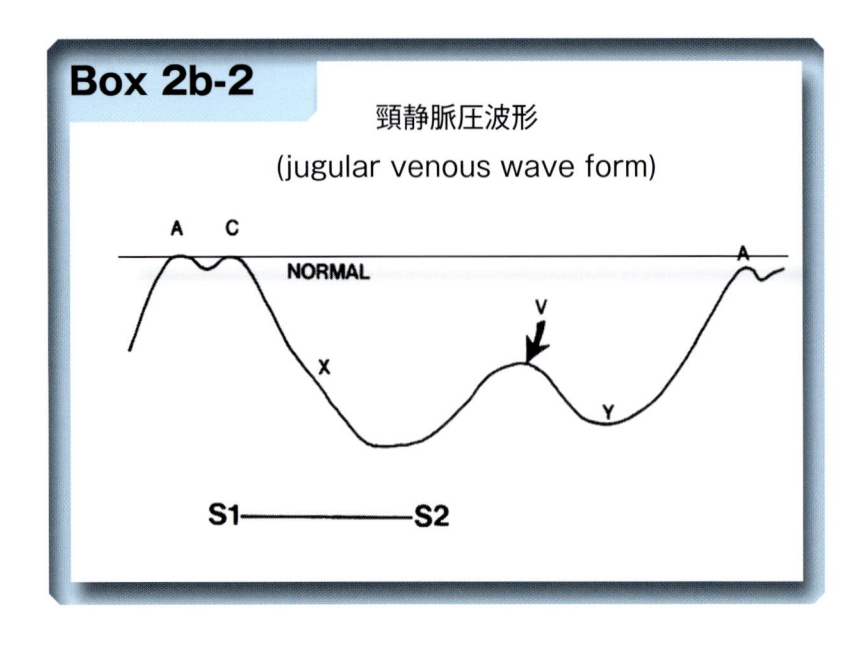

　この症例ではJVP=2cmとありますが，どうやって測ったのでしょうか？ここで頸静脈圧波形の復習をします．(Box2b-2) A,Cという山とVの2つの山があります．通常はA波が最高波であり，その頂点から右心房までの垂直距離が頸静脈圧です．

　心音S1とS2の間は心臓の収縮期です．心臓は収縮と拡張を繰り返しています．この図でわかるように静脈圧波は収縮期（x谷）で下がり，拡張期（y谷）でも下がる．これが静脈の波形です．頸動脈は逆に，収縮期で上がります．

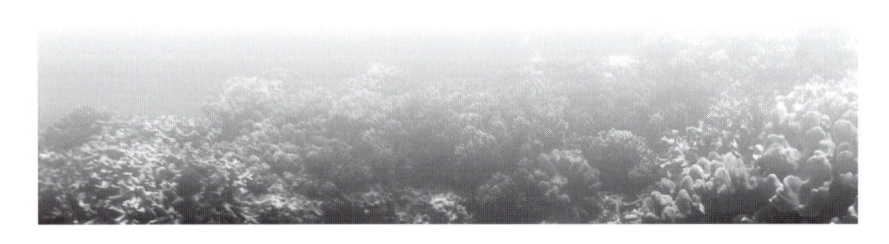

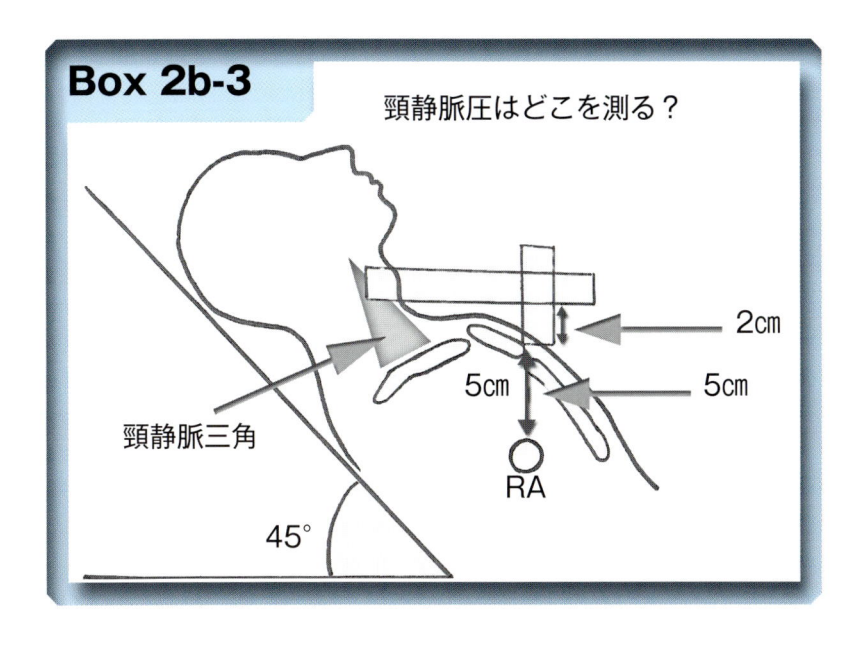

症例 2b (BOX 2b)

Box 2b-3 頸静脈圧はどこを測る？

頸静脈三角

2cm
5cm　5cm
RA
45°

　Box2b-3で頸静脈圧の測定ではどこを測るかを示しています．頸静脈は指でふれることは出来ませんが，目でみることができ，内頸静脈の場合皮膚の表面の動きを見ます．すなわち，頚部の皮膚の動きを見るとゆれているのが見えます．

　Box2b-3では胸鎖乳突筋に囲まれた三角形がゆれているのが見えます．静脈圧の頂上の高さでゆれがとまります．頸静脈は頸静脈三角（Box2b-3を参照）の底辺から下顎骨に向かって走っています．静脈圧は手で触れないので，皮膚の動きで見て下さい．図の例では，JVP = 2+5cm H_2O です．

第2章 ショックバイタル

Box 2b-4

JVPは体位に関係なく胸骨角からの垂直距離を測定し5ｃｍ加算

A 30°　　B 60°　　C 90°

JVP=X+5cm H_2O

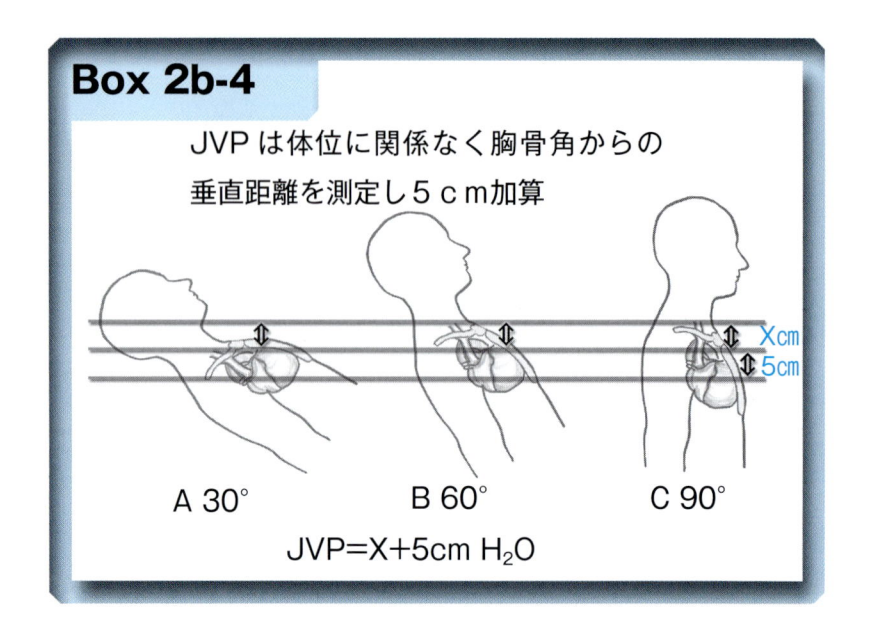

　右心房から静脈波の頂点までの垂直距離を測ればよいのですが，Box2b-4のように，右心房は直接には見えませんが，胸骨角と右心房までの垂直距離はどんな体位でも5cmであるという便利なルールを利用します．JVPは5〜12cmが正常です．

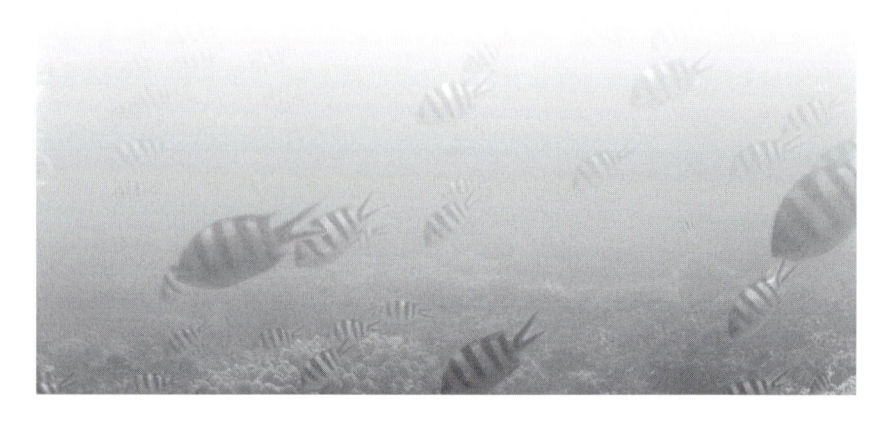

症例 2b (BOX 2b)

Box 2b-5 静脈圧の測り方

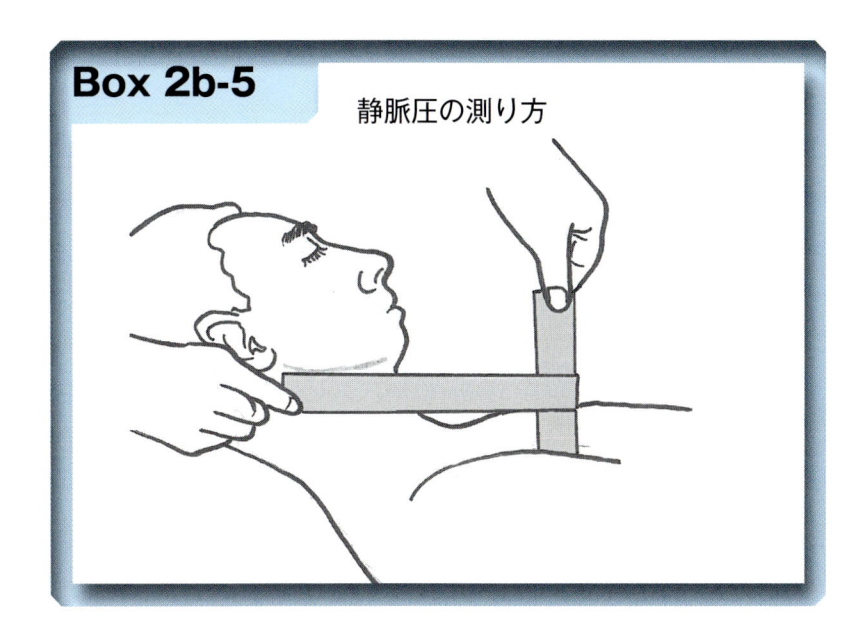

　Box2b-5のように，胸骨角から静脈圧波の頂点までの垂直距離を測ります．血圧は血圧計がなければ測れませんが，静脈圧は血圧計がなくても測れることがわかりました．訪問診療でも測れます．きちんと測る場合は内頸静脈で測ります．外頸静脈でも高いか低いかはわかりますが，正確に実際何cmかの測定では内頸静脈を使います．

　症例2bではJVPは(−3)＋5＝2cmでした．静脈圧波の頂点が胸骨角より3cm低かったので，(−3)＋5となったのです．解釈はCVPと一緒で，静脈圧が低いということは容量が十分でないということで，水分が大量に失われていることを意味します．Box2b-6に，この症例の病態はまとめられます．

第2章　ショックバイタル

Box 2b-6

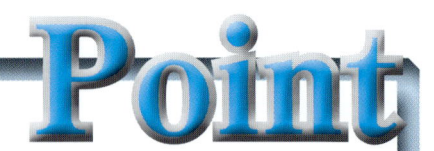

A．脱水（急性胃腸炎）：

体位性（起立性）低血圧

大量嘔吐下痢

HR 上昇

RR 正常

頸静脈圧低下

$$JVP = (-3) + 5 = 2 \text{ cm } H_2O$$

Clinical Pearls

胸骨角から右心房までの垂直距離はどんな体位でも 5cm であるというルールを使って静脈圧を測る

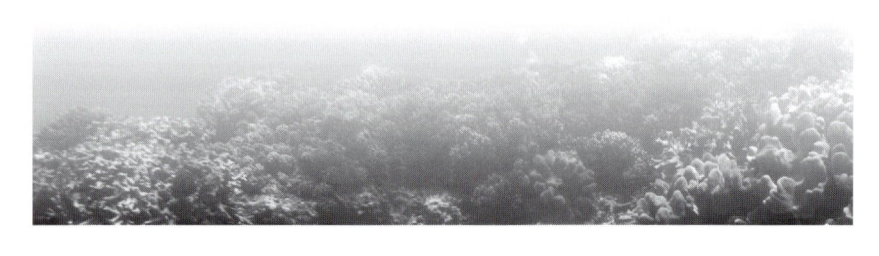

症例3（Box 3）

Box 3-1

６５歳男性
高血圧症にて降圧剤内服中
（普段の血圧 155/90）
畑仕事中に蜂に刺され気分不良あり．
VS：
BP105/45　HR135　RR24　BT35.5
全身の発赤，かゆみ＋
両側肺野で喘鳴＋

　研修医のコメントはBox3-2です．指導医のコメントはBox3-3です．スポットで血圧を見るとSBPが105mmHgでショックではないと思ったようですが，実は普段より50 mmHgも下がっている．普段の収縮期血圧より30 mmHg以上下がったときはショックといえます．アナフィラキシーショックでの第一選択はエピネフリン（日本名 アドレナリン）となります．ポイントはBox3-4のようになります．

Box 3-2

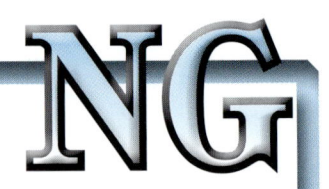

担当研修医 C

「蜂刺されによるアレルギー反応であろう.SBP105なのでショックではないようだ.」
「まずは抗ヒスタミン剤とテオフィリンの点滴で様子をみてよいだろうか？」

メモ

アナフィラキシーは世界中で増加傾向であり，今後は高血圧などの基礎疾患を有する患者でもさまざまなアナフィラキシー反応が頻繁にみられると思われます[3]．

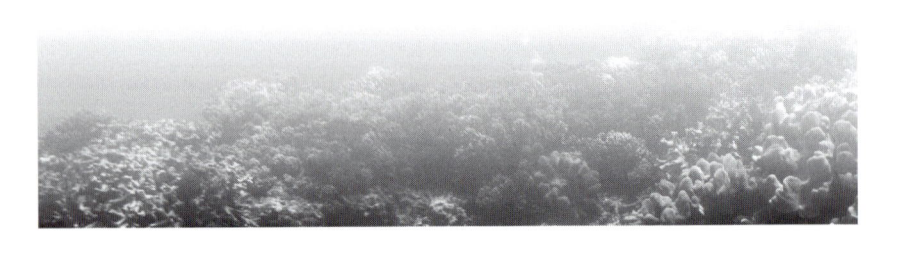

症例 3 (BOX 3)

Box 3-3

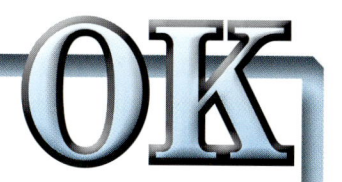

OK

指導医 T

「普段の血圧から 30mmHg 以上の血圧低下→ショック！」

「アナフィラキシー・ショックの第一選択薬→エピネフリン」

A．アナフィラキシー・ショック：（蜂アレルギー）：エピネフリン（日本名 アドレナリン）0.2mg 筋注にてすみやかに症状が改善した．

今までの症例 1～2a,b は健康な若い人でしたが，ある程度年齢の人は高血圧を有する人が多い．このような場合には普段の血圧がいくらかが重要になります．普段の血圧より 30 mmHg 以上下がったら血圧低下と考えなくてはいけません．

アナフィラキシーショックはこれまでの出血や脱水と違い，血管そのものが拡張し，相対的な容量低下が起こります．このようなアナフィラキシーショックの特徴として，ヒスタミンなどが体内に放出されて気管支喘息と同じような病態となり気管支攣縮が起こることがあります．

第2章　ショックバイタル

Point

Box 3-4

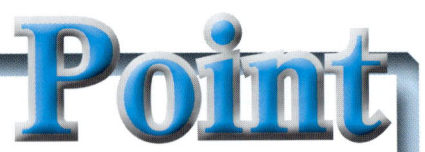

- ショックの評価→ Baseline BP に注意！

- アナフィラキシーショック
  →血管拡張性ショックの一種
  （相対的容量低下：BP低下・HR上昇）

- アナフィラキシーショック
  →気管支の攣縮（RR増加）

メモ
最近はエピペンという自己注射薬があり，エピネフリンの処方をして患者に持たせて，蜂アレルギーのある人は蜂刺され時には自己注射を指導します．そうでないとへき地などでは病院に到着するまでに治療が間に合いません．

Clinical Pearls
普段の収縮期血圧より 30mmHg 以上下がったらショックといえる．

症例4（Box 4）

Box 4-1

５０歳男性

１０年前より糖尿病．両下肢ASOあり．
数日前より右下腿に発赤・腫脹・熱感＋
疼痛強く，表面に水疱形成あり．
数時間前より悪寒戦慄あり．

VS：
BP 70/-　HR 140　RR 36　BT 36.5
口渇著明で，口腔粘膜の乾燥＋
簡易血糖チェック：250mg/dl

　発赤，腫脹，熱感，圧痛の4つを炎症の4大徴候といいます．この症例の場合それだけでなく，表面の皮膚に水疱があり，触れてみると雪のような握雪感もあります．(Box4-2)

第2章 ショックバイタル

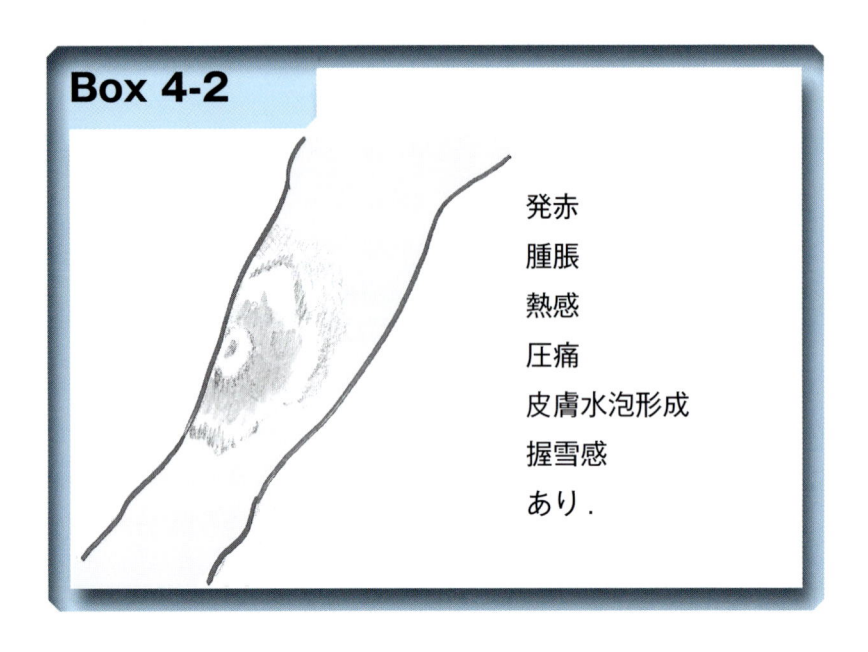

Box 4-2

発赤
腫脹
熱感
圧痛
皮膚水疱形成
握雪感
あり．

　研修医のコメントをみてみましょう．(Box4-3)皮膚には表皮と皮下組織があり，皮膚の感染症である蜂窩織炎を疑いました．

　この研修医のコメントに対して，指導医はどうか．Box4-4です．呼吸数に注目していました．脱水か敗血症かはよく迷うところです．敗血症を起こす病気は感染症です．感染症は脱水を起こすことが多いのですが，高齢の場合敗血症もリスクが高くなります．敗血症は血液の中に菌や毒素が入り込んで全身に回る状態です．呼吸が速いのは脱水だけでは説明できません．もう一度局所所見に戻りますと，蜂窩織炎と思われたところは，蜂窩織炎だけでは説明できない．水疱があって握雪感もあるというのは壊死性の軟部組織感染症が疑われます．これは初期に蜂窩織炎のような形で発症しますが，表皮だけでなく筋膜まで達する感染症です．これは抗菌薬だけでは治療できず，外科的なデブリドマンを通常必要とします．ポイントはBox4-5です．

症例 4 (BOX 4)

Box 4-3

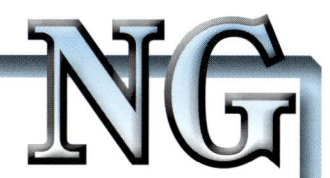

NG

担当研修医 D

「下腿の蜂窩織炎であろう．血圧低下は脱水による低容量性ショックだろう．」
「まずは抗菌薬と輸液で様子をみてよいだろうか？」

メモ

敗血症で増加する炎症性サイトカインなどの代表的なものとしては，tumor necrosis factor-alpha や interleukins，そして prostaglandins などが挙げられます[4]．

Box 4-4

OK

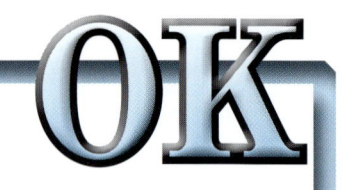

指導医 T

「ショック＋頻呼吸→敗血症性ショックを考慮する：脱水のみに頻呼吸なし！」
「軟部組織感染症で水泡・握雪感＋
→ Necrotizing soft-tissue infection
→抗菌薬の迅速投与＋外科コンサルト！」

A．敗血症（壊死性筋膜炎）：抗菌薬投与に加え，緊急で外科的デブリドメント施行．

メモ：脱水のみかた

舌を見て正常の場合 wet ですが，脱水があると，dry となり縦に筋が入っていることがあります．しかしながら，高齢者の場合，脱水無しでも口腔粘膜や舌が乾燥していることが多いので，他の部位でよく診るべきとして大事な部位は腋窩です．通常 wet ですが腋が dry だったら脱水は間違いありません．そして皮膚のツルゴールです．皮膚をつまんで離して，戻りがゆっくりだったりそのままであったりしたら脱水が著明であることを意味します．**1) 舌のしわ，2) 腋窩の乾燥，3) 皮膚のツルゴールの低下**の３つは診るべきでしょう．

症例 4 (BOX 4)

Point 1

Box 4-5

敗血症性ショック→なぜ頻呼吸？
1）敗血症による乳酸アシドーシスにより，代償性呼吸性アルカローシスを惹起．
2）敗血症で増加した血中エンドトキシンやサイトカインが呼吸中枢を刺激 (SIRS).
3）敗血症の原因が重症肺炎の場合，呼吸不全により呼吸数が増加．
・敗血症の急性期では，発熱が無い場合や低体温の場合もあるので注意！

　この人は体温が正常であったのに感染症であったことです．体温はあてになりません．急性期では平熱で，あとから体温が上昇することはよくあります．体温が上がる前に敗血症の可能性をトリアージする必要があります．高齢者では逆に敗血症で34℃くらいの低体温になる人もいます．そうするとむしろ予後も悪い．ポイントの2はBox4-6です．

メモ
実際，我々の研究結果でも，悪寒の程度と菌血症の有無が有意に関連することが示唆されています[5]．

Point 2

Box 4-6

1) 悪寒戦慄（布団＋でもブルブル＋）
   → 「敗血症」を示唆
2) 中等度悪寒（重ね着＋でもブルブル＋）
   → 頻呼吸 >30 で「敗血症」を示唆
3) 軽度悪寒（重ね着＋でブルブルなし）
   → 心拍数 <120 なら「敗血症」はなさそう‥

　悪寒を3つのレベルに分けます．「歯もがちがち」するのは悪寒戦慄です．それだけで敗血症を疑わせますので action（sepsis workup）を起こさなければいけません．患者の寝ているベッドが震えでガタガタ動く場合も悪寒戦慄です．悪寒戦慄は，全身の筋肉を激しく収縮させているので，熱を上昇させようとしている状態ですが，体温が上がるのは震えたあとです．早期に敗血症を捉えるためには，悪寒戦慄があるときにとらえるべきです．中等度悪寒の場合，呼吸数が30以上のときは敗血症を考える．軽度悪寒の場合は心拍数120/分以下なら敗血症はなさそうです．ポイント3（Box4-7）では糖尿病でリスクが高くなる重篤な感染症のリストを示しました．

Box 4-7 Point 3

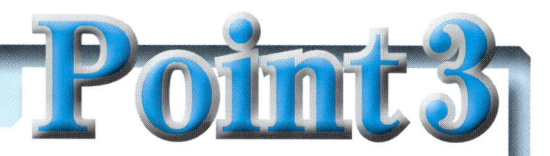

糖尿病でリスクが高くなる重篤な感染症

・軟部組織：壊死性筋膜炎
・腎尿路：気腫性腎盂腎炎
・胆囊：気腫性胆囊炎
・骨：骨髄炎
・関節：化膿性関節炎

メモ

マクロファージや好中球の機能障害による免疫能低下が，糖尿病患者における易感染性の主因であると考えられています[6]．

Clinical Pearls

ショック＋頻呼吸→敗血症性ショックを考慮する：脱水のみに頻呼吸なし！

症例5（Box 5）

Box 5-1

75歳男性
肺癌にて緩和ケア中．
数日前より労作時呼吸困難あり．
VS：
BP 90/60　奇脈＋
HR 140　RR 32　BT 36.5
臥位で呼吸困難の増悪あり．
頸静脈怒張著明．

呼吸数が速く，心拍数も速い．これはショックバイタルです．頸静脈が怒張しているというのはいままでのパターンと違います．担当研修医のコメントをみてみましょう．（Box 5-2）．

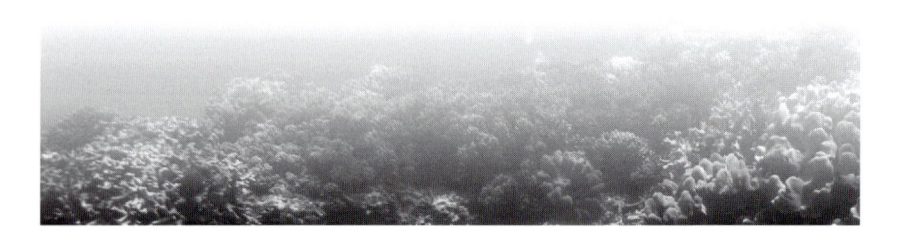

症例 5 (BOX 5)

Box 5-2

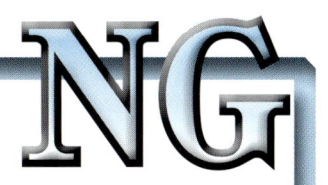

担当研修医 E

「肺癌の進行による呼吸不全であろう．血圧低下は脱水による低容量性ショックでは？」

「まずは酸素投与と輸液で様子をみてよいだろうか？」

NG

　酸素投与はすべきだと思いますが，それだけでアセスメントは OK でしょうか？頸静脈をみてみましょう．(Box 5-3) 外頸静脈です．座位でこのように頸静脈が怒張しているということは，明らかに静脈圧は上がっていると言えます．いままでの症例のような血管内ボリュームが足りない低容量性ではないということです．そこで，この症例のポイント（Box5-4）は奇脈です．

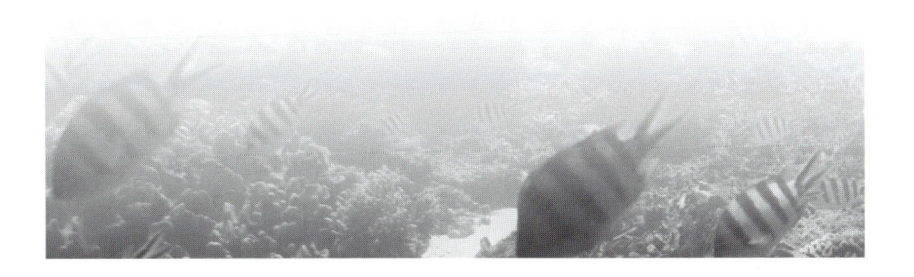

第2章 ショックバイタル

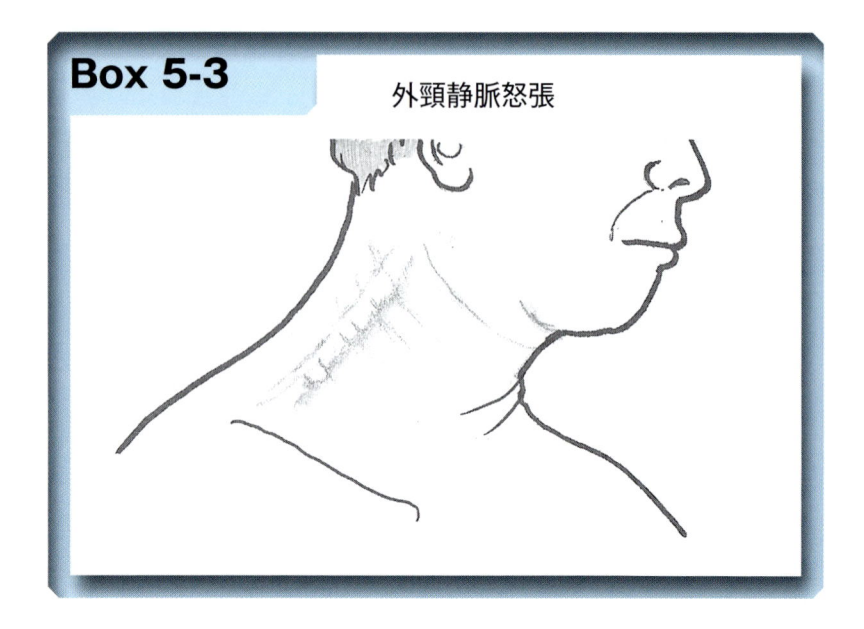

Box 5-3 外頸静脈怒張

メモ
JAMAの最近におけるRational Clinical Examinationでは，心タンポナーデ患者には呼吸困難，頻脈，静脈圧上昇や胸部X線写真上心拡大が無い場合もあるので，奇脈にて評価すべしとしています[7]．

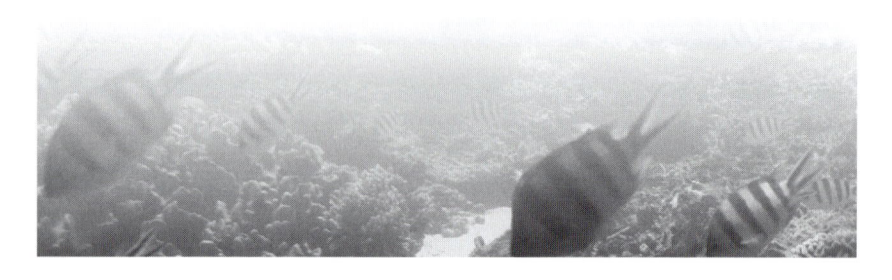

症例 5 (BOX 5)

Point

Box 5-4

動脈圧波形の異常

正常

動脈圧波形の異常

交代脈

二峰性脈

呼気　吸気
吸気

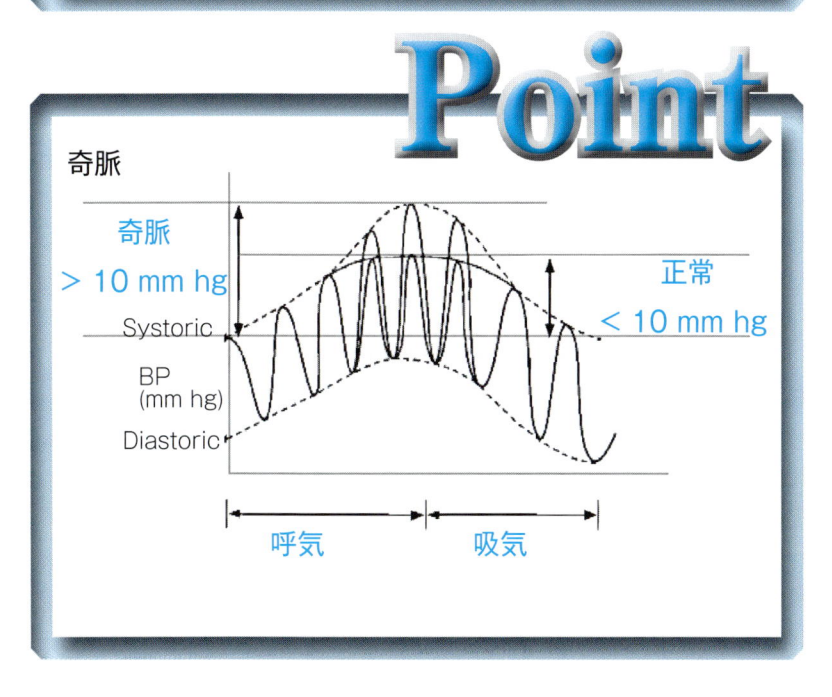

奇脈

Point

奇脈

奇脈
> 10 mm hg

正常
< 10 mm hg

Systoric

BP
(mm hg)

Diastoric

呼気　吸気

第 2 章　ショックバイタル

OK

Box 5-5

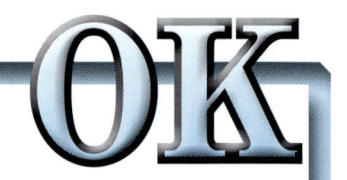

　　　指導医 T
「脱水（低容量）では頸静脈は怒張しない」
「奇脈（吸気時 10mmHg 以上の SBP 低下）
→心タンポナーデ，重症喘息などを考慮」

A．心タンポナーデ（癌の心膜浸潤）：緊急で心囊ドレナージを施行，症状軽快．

　奇脈とは何かを教科書に戻ってみてみましょう．動脈圧波形は一定のボリュームがありますが，奇脈では吸気と呼気で血圧が大きく変わります．吸気時に収縮期血圧が下がります．収縮期血圧が山の頂点で，拡張期血圧は谷底です．吸気時に血圧が低くなり呼気時に高くなります．もう少し詳しく見てみますと（Box 5-4），実線の正常パターンでも，実際は呼気に比べて吸気は下がっていますが，下がり方が 10mmHg 以下です．ところが奇脈は，吸気時の血圧の下がり方が，10mmHg を超えて大きい．指導医のコメントを見てみましょう．(Box 5-5) 奇脈をみたら心臓か肺の疾患を考えなければいけません．この方は肺癌の患者ですが，肺癌の場合，癌が心外膜に浸潤して，そこに炎症を起して液体がたまる．そこで心臓がうまく拡張できなくなる状態となります．つまり心タンポナーデでした．緊急で心エコー検査を行い，心囊ドレナージを行いました．奇脈を発見した人は 100 年近く前の医師で，その頃は聴診器も血圧計も心電図モニターもない時代でした．心臓が動いているかどうかの判断をどのようにしたのでしょうか？もっとも直接的なのは，心臓を触ってみることです．心臓を触れることができる部位としては，心尖部があります．心尖拍動といって，そこに手のひらを当てることにより，心臓が動いているということがわかります．心

症例 5 (BOX 5)

尖拍動の正常の位置は，胸骨中線から 10cm 以内ですから，10cm 以上だと心臓が大きい（心肥大）可能性があります．

奇脈を見つけた人はどうして見つけたかというと，まず心尖拍動で心臓の動きを確認しながら，橈骨動脈を一緒に触れたのです．通常心尖拍動と橈骨動脈は同じリズムで動きます．ところが奇脈の患者は息を吸ったときに橈骨動脈の脈が消失したのです．奇妙ですね．そのために奇脈と呼ばれたのだそうです．正確に奇脈を測定する場合には，血圧計で吸気時と呼気時に収縮期血圧がどのくらい下がるか，コロトコフ第1音が最初聞こえますが，吸気時と呼気時にその高さが変わるかどうか，その幅を測定すればいいのです．心タンポナーデなど患者の診察では，心電図モニターがない場合，心尖拍動と橈骨動脈の脈を診ます．心電図モニターがある場合，橈骨動脈を触れるだけでいいのです．Pulse 140 という患者が来て．心タンポナーデや喘息の重症発作を疑う根拠として．心臓は正しく動いているのに吸気時に橈骨動脈の脈が弱くなっていることです．奇脈はこれで分かります．

Clinical Pearls
脱水（低容量）では頸静脈は怒張しない，奇脈（吸気時に 10mmHg 以上の SBP 低下）→心タンポナーデ，重症喘息

症例６ (Box 6)

> **Box 6-1**
>
> ７０歳女性
> 数日前に自宅で転倒し入院．
> 左大腿骨頚部骨折にて手術施行．
> 今朝より新たに呼吸困難が出現．
> VS：
> BP 90/60　HR 130　RR 35　BT 37.5
> 体位で呼吸困難変わらず．頸静脈怒張＋
> 心音でP2成分の亢進あり．
> 胸部単純Ｘ線写真で明らかな異常なし．

　体位で呼吸の苦しさが変わらないのですが，これは何を意味しているのでしょうか？座位で呼吸はあまり変わらなくて，臥位になると呼吸が苦しくなる，こういうのを何呼吸というのでしょうか？こういうのを起座呼吸といいます．呼吸が苦しいので起座になる．よくある病気としては心不全なのですが，呼吸器疾患でも喘息などがこのような体位をとります．ここで起座呼吸でも２つのパターンがあり，心臓の場合，起座の角度が後方に倒れ，逆に呼吸不全型の場合，喘息や肺気腫ではやや前傾となります．呼吸困難の患者で起座呼吸をみたらどれくらいの角度かを診ましょう．次に心音を聴取するとP2成分という肺動脈成分がよく聞こえる．通常２音肺動脈成分がよく聞こえるのは胸骨の左縁です．肺動脈弁成分の聴診は胸骨左縁，第２あるいは第３肋間でよく聞こえますから，そこに当てるのです．

症例 6 (BOX 6)

Box 6-2

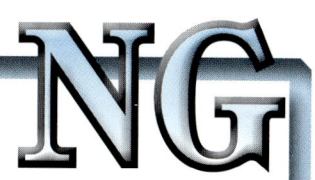

NG

担当研修医 F

「術後肺炎による呼吸不全であろう．血圧低下は脱水による低容量性ショックでは．」
「まずは酸素投与と抗菌薬，輸液で様子をみてよいだろうか？」

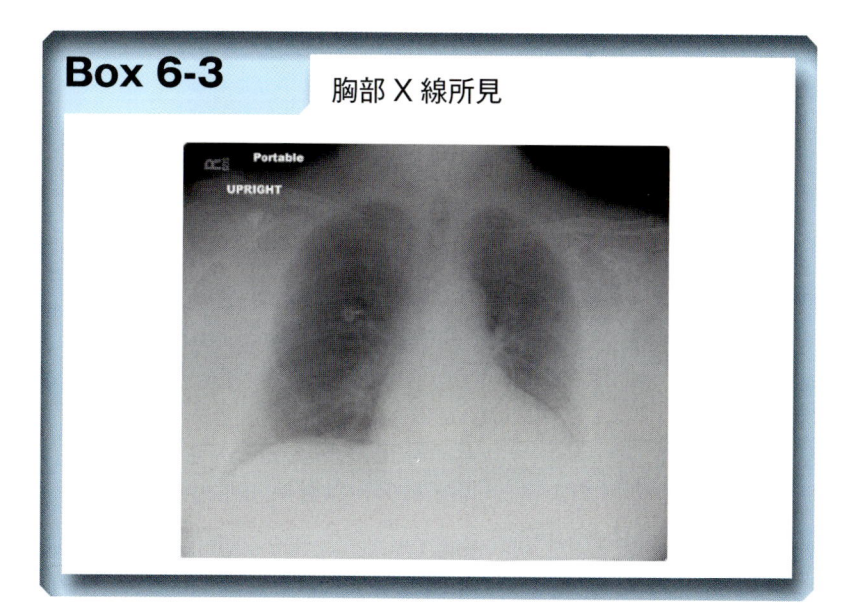

Box 6-3

胸部X線所見

第2章　ショックバイタル

Box 6-4

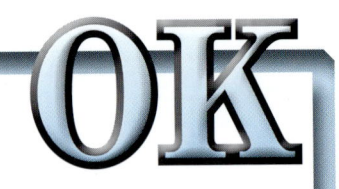

OK

指導医T

「脱水（低容量）では頸静脈は怒張しない」
「術後呼吸困難もCXR正常→肺塞栓を考慮」
「高度の肺動脈圧上昇でP2亢進あり」
「閉塞性ショック（重症肺塞栓など）→頸静脈怒張」

A．肺塞栓症（術後）：緊急造影CTで診断．抗凝固療法を施行し症状軽快．

　通常は2音のうち大動脈成分のほうが大きくP2は弱いのです．しかしこの患者はP2大きさが大きくなっている．これは肺動脈圧が高いことを示します．X線ではBox 6-3のように異常がありませんでした．明らかな肺炎などの病変はありませんでした．研修医コメント（Box 6-2）は，いかがでしょうか？頸静脈が怒張しているのがおかしいですね．脱水でしたら頸静脈圧は下がり，逆に虚脱するはずです．指導医が言っています（Box 6-4）．こういう肺塞栓症などの場合では，肺動脈に血栓が詰まっているのでそれより先に血液が流れない．血液の流れがブロックされている状態を閉塞性ショックと呼びます．閉塞性ショックの特徴は頸静脈が怒張することです．静脈から戻った血液が動脈に流れるためには，肺を1回回らなくてはいけないのですが，肺動脈が詰まっているので，静脈血流が前に進みません．体の血液が静脈として心臓の右心系から肺動脈を伝わって肺に循環して左心室を通り大動脈に駆出されますけれども，肺動脈に血栓が詰まると前に進まない．そうすると静脈が渋滞し，頸静脈が怒張する．そして静脈圧を測定すると上がっているのです．

症例 6 (BOX 6)

Box 6-5　CT 所見

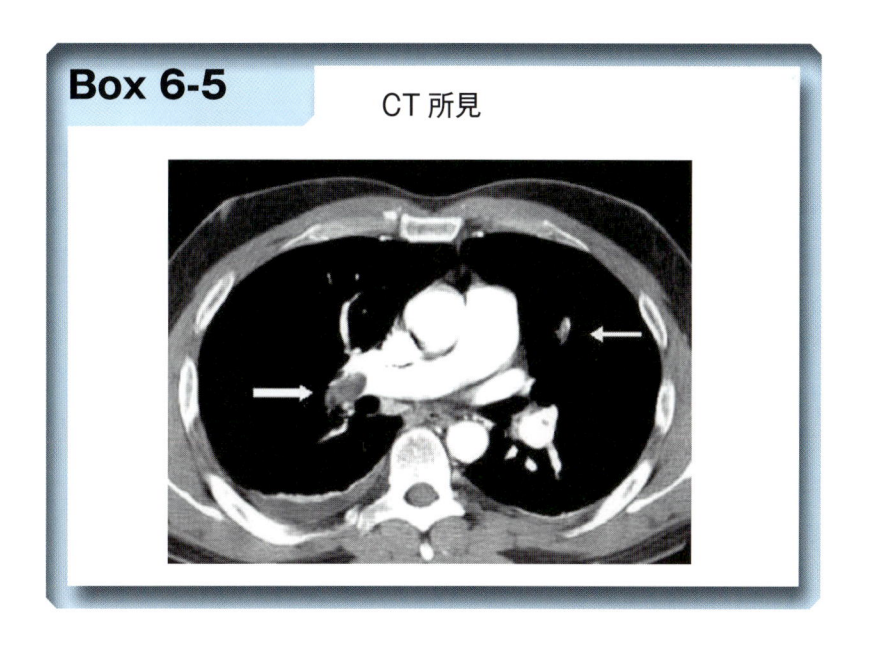

　CTを診ると（Box 6-5），右の肺動脈に大きな血栓が一つ，左の細いところにもうひとつ詰まっています．これは単純X線では見つかりません．ポイントはBox 6-6のように閉塞性ショックというショックのタイプです．

> **メモ**
> 閉塞性ショックの補助診断として有用なツールがベッドサイド超音波機器であり，これを利用することによって，緊張性気胸，心タンポナーデ，そして重症肺塞栓などが早期に診断されるようになっており，より早期の治療的介入が可能となりました[8]．

第2章 ショックバイタル

Box 6-6 Point

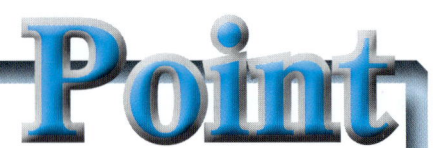

閉塞性ショックの3大疾患

・心タンポナーデ
・重症肺塞栓
・緊張性気胸

　奇脈を来す心タンポナーデも閉塞性ショックを来します．心臓が拡張できないから静脈系に血液がたまってくる．さらにこの症例のような重症肺塞栓，もう一つは緊張性気胸です．肺がパンクして，空気が胸腔内にもれて胸腔内圧が上がると大静脈から胸腔内に戻る血液の流れがブロックされるので緊張性気胸が起こり，血圧が下がり閉塞性ショックとなります．

Clinical Pearls
閉塞性ショック（心タンポナーデ・重症肺塞栓・緊張性気胸）→頸静脈怒張

症例7（Box 7）

> ### Box 7-1
>
> ４５歳男性
> ２型糖尿病で外来通院中．
> インスリン自己注射＋　喫煙歴＋
> 病院窓口にて，顔色が悪く，突然倒れた．
> VS：
> BP 85/70　HR 140　RR 20　BT 35.5
> 意識レベル JCS：III-100　冷汗＋
> 頸静脈圧 12cm（胸骨角より7cm）

　JCS-100 ですから痛み刺激に反応していますね．研修医のコメントは Box 7-2 です．血圧が低いのですが，収縮期と拡張期が非常に接近しています．こういうのを脈圧が小さいといいます．通常，インスリン注射による低血糖で血圧は下がりません．このような患者の病態は「低血圧で脈圧も小さい」といいます．脈圧が収縮期血圧の２５％未満であるとき，低心駆出量を意味します．糖尿病患者で冷や汗をかいている場合は低血糖だけでなく，心筋梗塞も考えないといけません．指導医のコメントは Box 7-3 のとおりです．

Box 7-2

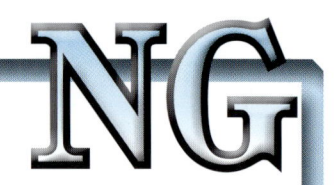

担当研修医 G

「インスリン使用による低血糖か．
冷汗は低血糖によるものだろう．」

「まずは簡易血糖チェックを行い，
ブドウ糖の投与準備をしてみよう．」

メモ

低血糖では交感神経活動が亢進し，アルファとベータ受容体の両方が刺激されます．ベータ１受容体刺激によって頻脈が惹起されますが，アルファ１受容体刺激によって血管収縮がおこり，ベータ２受容体刺激に伴う血管拡張作用が相殺されます[9]．

症例 7（BOX 7）

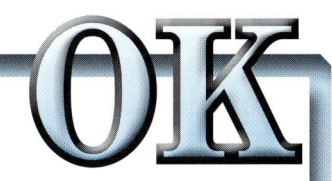

Box 7-3　OK

指導医 T
「インスリンによる低血糖にショックなし！」
「低血圧＋脈圧が小
　（15：脈圧＜ SBP の 25%）
→低心駆出量 low stroke volume」
「DM で冷汗→低血糖だけでなく MI も考えよ」
A．急性心筋梗塞による心原性ショック：心電図上前胸部誘導広範囲で ST 上昇あり．緊急 PCI 等の治療を行い軽快した．

　低血糖では交感神経の活動が亢進しますので，インスリンに対抗するために，血中にカテコラミン（アドレナリン）がたくさん出てきます．そうすると脈が速くなり，血圧も上がります．ですからこの症例のバイタルサインとは合わないことになります．このようにショックの鑑別診断の4つ目として，心原性ショックがあります．ポンプ機能が悪いので，静脈がうっ滞し頸静脈圧は上昇します．心原性ショックを疑ったときは脈圧をみたほうがよいということになります．簡単な引き算（SBP − DBP）をして収縮期血圧の 25% 以下であるかどうかをみて下さい（Box 7-4）．

Point 1

Box 7-4

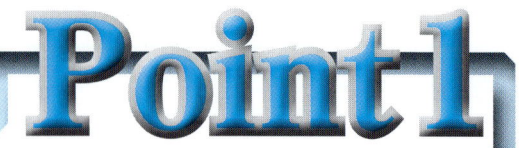

・低血糖では交感神経活動亢進＋
（カテコラミン＝インスリン拮抗ホルモン）
　→頻脈＋　血圧はむしろ上昇

・心原性ショック（心筋梗塞・重症心不全）
　　→頸静脈は怒張

・脈圧＝SBP－DBP（心臓の駆出量を反映）

　低血糖にはインスリンか薬剤性かいろいろあります．原因によってバイタルサインがいろいろなパターンを示すので注意が必要です．一口に低血糖といっても，様々な原因疾患があります．（Box 7-5）

メモ

アルコール性ケトアシドーシスは，頻脈と頻呼吸以外に，腹痛を呈することがあります．身体所見では右上腹部の著明な圧痛を認めることがあり，急激な肝臓腫脹による肝被膜伸展によるものと考えられます．アルコール性ケトアシドーシスはまた，さまざまな合併症を併発することが多く，特に肝不全，消化管出血，乳酸アシドーシス，急性膵炎，Wernicke脳症，横紋筋融解症，脚気，心不全などに注意すべきです[10]．

症例 7 (BOX 7)

Pitfall

Box 7-5
低血糖の鑑別診断

- 頻脈＋血圧上昇→
  インスリンや経口糖尿病薬（SU剤など）
  による薬剤性低血糖
- 頻脈＋血圧低下→
  1. 副腎不全
  2. 敗血症
  3. 末期肝不全・末期腎不全
- 頻脈＋頻呼吸＋血圧正常→
  アルコール性ケトアシドーシス

　糖尿病性ケトアシドーシスと違ってアルコール性ケトアシドーシスは血糖が下がりますのでお酒のみの人が低血糖で来たら，アルコール性のケトアシドーシスの可能性を，とくに呼吸が速い場合は考えたいと思います．

　いままでの症例は全部ショックバイタルだったのですが，もう一度復習してみましょう（Box 7-6）．

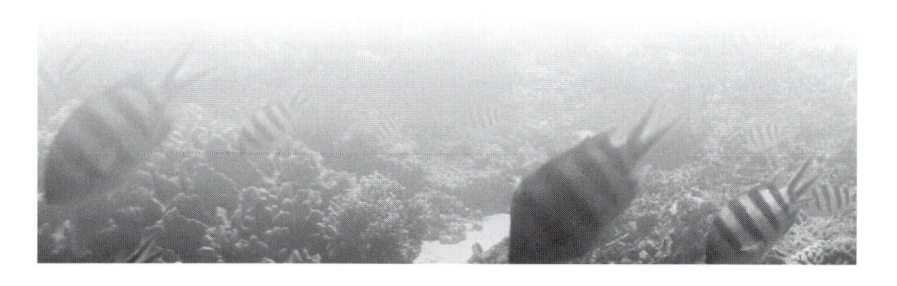

Box 7-6

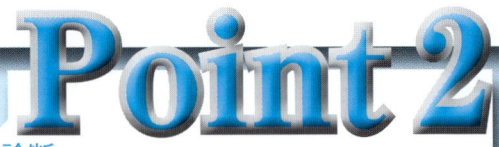

ショックの鑑別診断

低容量性ショック
　　　→重症脱水，大量出血
血管拡張性ショック
　　　→敗血症，アナフィラキシー，神経原性
心原性ショック
　　　→重症心不全，急性心筋梗塞
閉塞性ショック
　　　→重症肺塞栓，緊張性気胸，心タンポナーデ

メモ

ショック患者の診療で重要な点として，ショックの鑑別に加えて，その早期診断が挙げられます．とくに，バイタルサインのモニタリングにおいて，ＳＢＰとＨＲが交差逆転するポイント（バイタルの逆転と呼ぶ）は重要な所見であり，プレ・ショックへの状態のことがあります[11]．
Box7-6の4つが大きなカテゴリーです．静脈圧による鑑別では，低容量性とか血管拡張性のショックの場合静脈圧は下がり，心原性や閉塞性の場合は静脈圧は上がります．

Clinical Pearls

低血圧＋脈圧が小（脈圧＜SBPの25％）→低心駆出量 low stroke volume,
DMで冷汗→低血糖だけでなくMIも考えよ

症例8a（Box 8a）

Box 8a-1

４５歳女性
僧帽弁狭窄症 (Mitral Stenosis,MS) にて外来通院していた．
数日前より風邪症状＋
その後，動悸，労作時呼吸困難あり．
呼吸困難が増悪するため救急室来院．
ナースによる VS：
BP 120/90 PR 120（リズム不整）
RR 28   BT 36.2
聴診上 両肺野に Holo-inspiratory Crackle ＋

　ポイントは脈拍におけるリズムの不整です．呼吸音での Crackle とはプチ・プチ音ですね．血圧計のマンシェットをはがすときの音に近いです．それが呼吸のどのフェーズで聞こえるかが重要です．吸気と呼気があって，臨床的に通常問題になる crackle は吸気に聞こえます．Holo-inspiratory とは吸気全体に及んで crackle が聞こえる種類のものです．研修医のコメントを見てみましょう（Box 8a-2）．

第2章　ショックバイタル

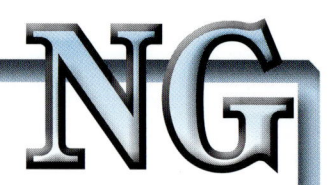

Box 8a-2　NG

担当研修医 H

「風邪による心不全増悪だろう．
CXR をオーダーする．」

「まずは利尿剤投与を行い，
軽快したら翌朝帰宅させたい・・・」

　このアセスメントは半分は正しいと思います．吸気全体で聞かれる crackle が両肺にある場合，心不全などによる肺水腫を考えます．ただ後半部分の判断はどうでしょうか．軽快したら帰宅と言うところが問題です．PR が１２０でリズム不整とありますが，PR というのは橈骨動脈で測っているので，これが問題です．指導医のコメントを見てみましょう（Box 8a-3）．ここで問題になるのは，脈拍数と心拍数が一致していないことです．これらに格差がある場合，「脈格差」といいます．心房細動の患者では心拍数を心音聴取か心電図モニターで調べないといけません．この症例は僧帽弁狭窄症＋心房細動の症例ですが，心房細動のときにどうして脈格差が出てくるかについては，Box 8a-4 をご覧ください．

症例 8a (BOX 8a)

Box 8a-3

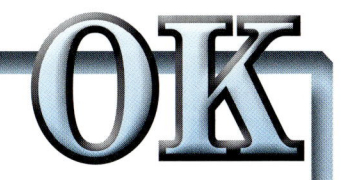

指導医 T

「頻脈性心房細動では脈格差（HR − PR）あり
→脈格差がある場合は HR 評価がよい
　　（心音か心電図モニター）」

A．MS with AF Tachycardia による心不全：
HR 160（不整） PR 120
　(脈格差＝160 − 120＝40)
CCU 入院にて治療を行い軽快した．

メモ

リウマチ熱の発症の低下によって，僧帽弁狭窄症患者は我が国ではかなり減少していますが，アジアやアフリカなどではいまだ多くの僧帽弁狭窄症患者が治療の機会を得ずに放置されています．国際医療の現場で診療する機会をこれから持つ若い医師がいきなり海外で僧帽弁狭窄症に遭遇する可能性は大いにあるといえるでしょう[12]．

第2章 ショックバイタル

Box 8a-4

Point

AF 時の脈格差（HR － PR）の機序

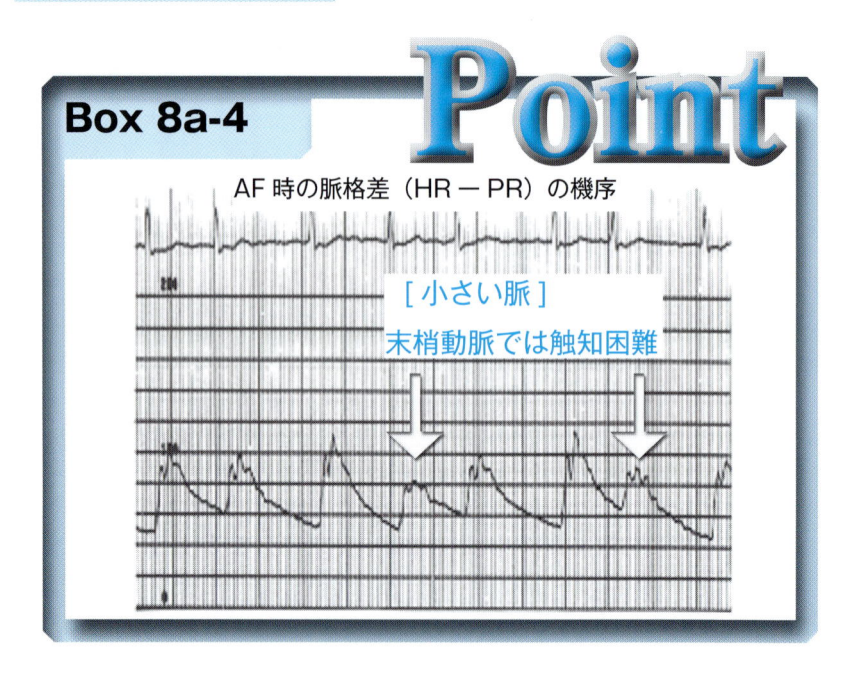

[小さい脈]
末梢動脈では触知困難

　このように乱れた脈が心房細動の特徴ですが，心拍が乱れると血圧のボリュームが心拍ごとに変化して，小さい圧の心駆出量が出てきます．こういう小さい脈は末梢の橈骨動脈まで到達しません．あまりにも弱いので途中で消えてしまいます．したがって心房細動の患者では橈骨動脈だけで評価すると危険であるということになります．

Clinical Pearls
頻脈性心房細動では脈格差（HR － PR）あり →脈格差がある場合は HR 評価をすべき（心音聴取か心電図モニター）

症例 8b（Box 8b）

Box 8b-1

３５歳女性

数ヶ月前より動悸あり．
最近，手の振るえを自覚．
食欲旺盛なるも体重減少あり（３ヶ月で７キロ）．
動悸がひどくなり救急室来院．前頸部腫脹あり．
VS：
BP 170/50 　　HR 160（不整）　　PR 120
（脈格差＝160－120＝40）　　RR 18　　BT 37.2
アセスメントは？

症例 8a で勉強した研修医は pulse が 120 で不整だから，心房細動があるだろうと考えて心拍数を測定しました．この患者も同じように脈格差が 40 あります．首を見ると甲状腺が腫大しています（Box 8b-2）．甲状腺機能亢進症の患者の訴えで多いのは Box 8b-3 のとおりです．

Box 8b-2　甲状腺腫大

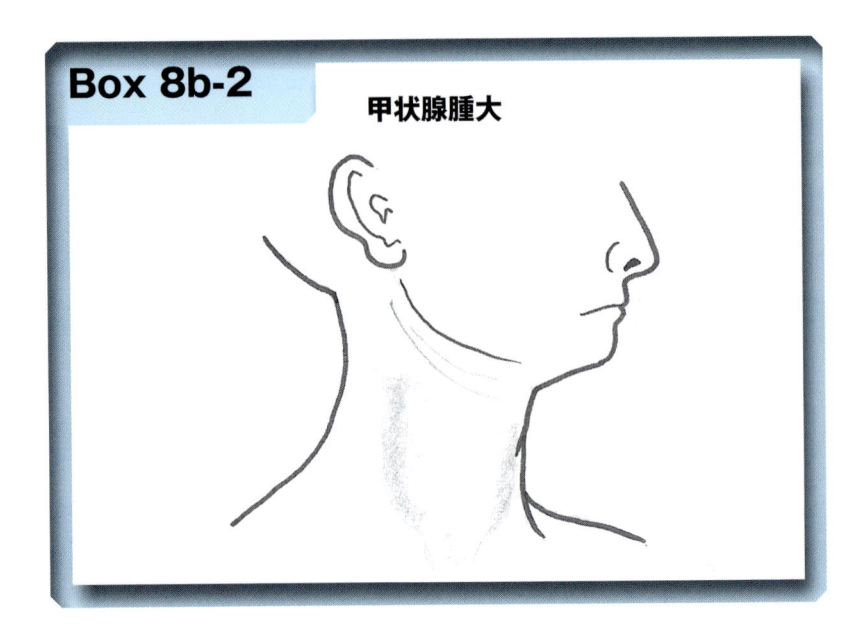

メモ

甲状腺機能亢進症で頻脈性心房細動を呈する患者では，心拡大の有無をかならずチェックすべきです．すなわち，心拡大がある場合には，甲状腺中毒性心筋症 thyrotoxic cardiomyopathy を来している可能性があり，その場合にはプロプラノロールのようなベータ遮断剤を投与すると心原性ショック状態に陥る危険性があります．甲状腺中毒性心筋症で頻脈性心房細動を呈する患者では，ジゴキシンやジルチアゼムなどを使用するほうが賢明です[13]．

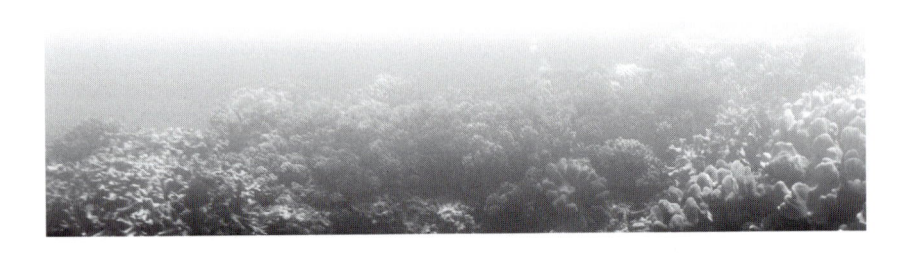

Box 8b-3

A．甲状腺機能亢進症

動悸
振戦
体重減少
前頸部腫脹
心房細動
（HR － PR＝ 脈格差に注意）

　繰り返しますが，心房細動で脈が速い人がきたら，聴診で心拍数を測定しなければなりません．脈拍測定では重症度を過小評価してしまいます．実際に心臓が何回動いているかが心拍数です．通常のリズムであれば脈格差はありませんが，心房細動で脈が速くなった場合は，脈格差が出てきますので注意しなければいけません．実際，心房細動で脈が速い場合は，心拍数に基づいて治療します．ここで，食欲旺盛なるも体重減少をきたす場合の鑑別診断をご覧ください（Box 8b-4））．

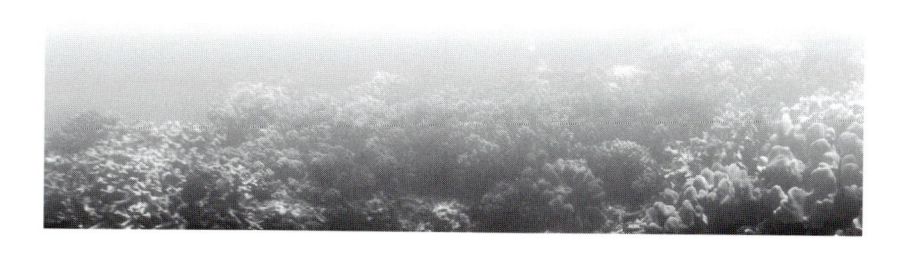

第2章　ショックバイタル

Point

Box 8b-4

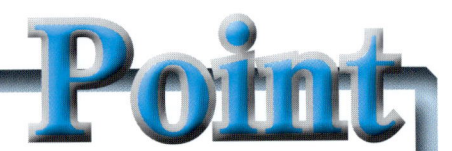

食欲旺盛なるも体重減少：鑑別診断

甲状腺機能亢進症
糖尿病
吸収不良症候群
寄生虫
薬剤（やせ薬・覚醒剤など）

メモ

最近はまれではありますが，ときに腸管内寄生虫疾患の患者の報告例があり，代表的なものとして，ランブル鞭毛虫 Giardia lamblia，ズビニ鉤虫 Ancylostoma duodenale，赤痢アメーバ Entamoeba histolytica，そして糞線虫 Strongyloides stercoralis などが散発的に確認されています[14]．我が国では沖縄地域で，ＨＴＬＶ−１キャリアの人に糞線虫症の合併率が多く認められます[15]．

症例 8b (BOX 8b)

　糖尿病の場合，血糖コントロールが非常に悪いと浸透圧利尿作用で体重が落ちます．血糖が 300mg/dL を超えると脱水となり体重は落ちます．そのほか Box8b-4 のような疾患を考えます．

Clinical Pearls
心房細動で脈が速い人がきたら，心拍数を測定しなければならない．脈拍数では重症度を過小評価してしまう．

> 　以上の症例は，ショックバイタルサインの例でしたが，これからはショック患者以外における診療の症例を提示します．

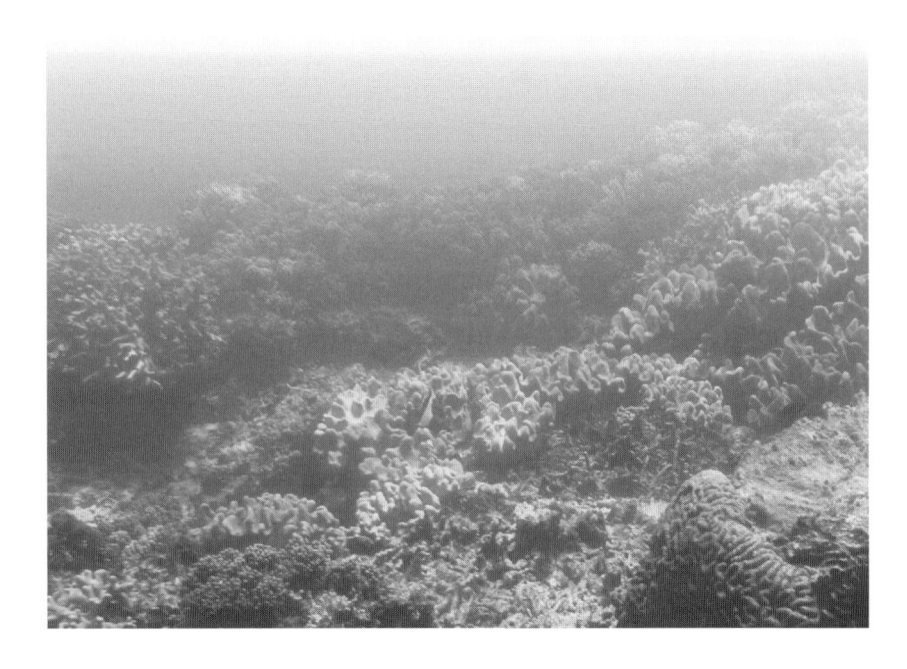

第3章
バイタル & ビヨンド Pearls

9a 体温が摂氏1度（℃）上昇毎に心拍数が20/分以上増加する場合
→細菌感染症の可能性大（デルタ心拍数20ルール）

9b 熱は重症度の評価には使えない．迷ったらデルタ心拍数を計算！

10a Kussmaul呼吸→DKAのみならず．

10b 重度心不全によるCheyne-Stokes呼吸は予後不良

11 上腹部痛＋頻呼吸（上腹部痛が主訴，しかし頻呼吸>30/分あり）
→胸腔内疾患（胸膜炎・肺塞栓など）も考える．

12 脳梗塞のみにショックなし！→他の要因も考える．

13 頭部外傷のみにしては血圧が低い→内臓損傷
（肝損傷，脾損傷，大動脈損傷，腎損傷）や骨盤骨折なども考える．

14 熱帯魚摂取後に徐脈・下痢・しびれ→シガテラ中毒を考える．

第3章　バイタル&ビヨンド

症例 9a（Box 9a）

Box 9a-1

９０歳女性

認知症で寝たきり．家族により介護．
数日前より微熱，咳，黄色痰＋
訪問診療チームへ連絡あり．

VS：BP 140/80　HR 130　RR 20　BT 37.5
（普段の VS：HR 70　BT 35.5）
聴診上　肺野に Crackle 聴取せず
簡易 CRP 検査にて CRP 2.5 mg/dL

　心不全以外に crackle が聞かれる病態としては，肺炎があります．CRP は低めなので，同行した研修医は Box 9a-2 のように考えました．これでいいでしょうか？指導医のコメント（Box 9a-3）を見ると，この患者ではベースラインの心拍数と体温を比較していきますと，HR が６０上昇し，体温は２℃上がっています．商をとると 60 ÷ 2 = 30 です．病院へ紹介すると肺炎がみつかり結局入院となりました．ポイントは Box 9a-4 の通りです．GPDC とはグラム陽性双球菌 (Gram positive diplococcus) のことを指します．

症例 9a (BOX 9a)

Box 9a-2

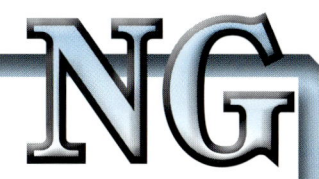

担当研修医 I

「微熱で CRP は低めだし，風邪だろう．」

「まずは風邪薬の投与にて自宅で様子をみたいと思う．」

NG

Box 9a-3

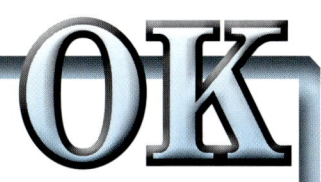

指導医 T

「体温が摂氏１度（℃）上昇毎に
　心拍数が 20/ 分以上増加する場合
　　→細菌感染症の可能性大」
　　　（デルタ心拍数２０ルール）
A．細菌性肺炎：HR60 上昇 /BT2.0 上昇＝ 30
　　（⊿HR/ ⊿BT>20）ただちに ER 紹介
　痰グラム染色で GPDC ＋　ペニシリン G 開始し
　入院加療で軽快した．

OK

Box 9a-4 Point

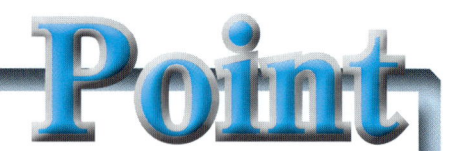

デルタ心拍数 20 ルール

⊿HR/⊿BT ＞20
　→細菌感染症の可能性大

CRP は万能ではない
　（早期には上昇せず）

メモ
超急性期に来院する患者には重症が多く，ＣＲＰが未上昇の場合も多く認められます．とくに，細菌性髄膜炎，壊死性軟部組織感染症，グラム陰性敗血症，肺炎球菌性肺炎などでは，急速に病態が悪化することがあるため，早急な診断と治療的介入が必須となります[16]．

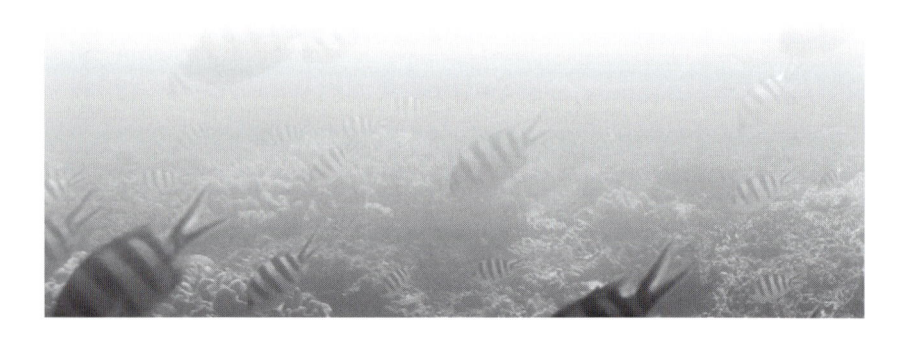

症例 9a (BOX 9a)

単なる風邪ではデルタ心拍数はこんなに上昇しません．CRPのみで判断すると危険です．病態早期ではCRPは上がりません．すなわち，熱が上がって感染が始まったという当日にはCRPは上昇期の中途といえます．CRPが上がっていないから風邪とは言えないのです．

Clinical Pearls
体温が摂氏1度（℃）上昇毎に心拍数が20/分以上増加する場合 →細菌感染症の可能性大（デルタ心拍数20ルール）

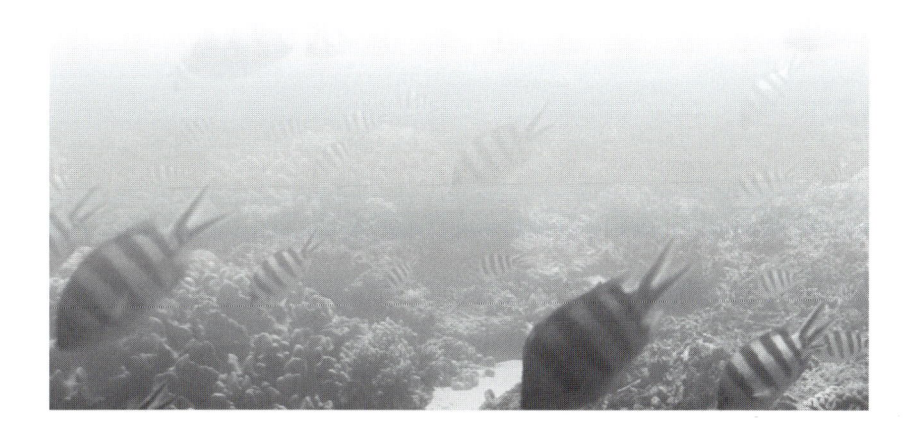

第3章　バイタル&ビヨンド

症例9b（Box 9b）

Box 9b-1

９５歳女性

主訴：微熱

既往歴：パーキンソン症候群，尿路感染症．

数日前より３７℃台の微熱あり．

排尿困難感も自覚していた．

訪問看護チームへ連絡あり．

VS：BP 140/80　HR 130　RR 18　BT 37.5
　　　　（普段の HR 70　RR 18　BT 35.5）

アセスメントは？

　デルタ心拍数ルールの応用です．バイタルサインは症例9aと同じです．心拍数70，呼吸18，体温が35.5℃がベースラインであり，普段の訪問診療でのバイタルサインです．体温の上昇に比べて心拍数の上昇が激しいですね．(Box 9b-2)

Box 9b-2

A．細菌性尿路感染症

（HR 60 上昇／BT 2.0 上昇 =30
＞20 ⊿HR/⊿BT）

B/C・U/C より E. coli が検出された．

摂氏1℃上昇毎に20/分以上増える場合
→細菌感染症の可能性を示唆

メモ
尿路感染症では単純性の腎盂腎炎と結石による尿路系通過障害を伴う複雑性尿路感染症がありますが，高齢者の尿路感染症では複雑性の割合が高いので注意を要します．ショックバイタルに陥るような尿路感染症では尿路系通過障害などを考慮して造影 CT などの診断的検査を追加する必要があります[17]．

第3章　バイタル&ビヨンド

　これは細菌感染症が疑われます．実際，救急センターに紹介し入院後に調べると血液培養と尿培養より大腸菌が検出されました．この症例をもう一度振り返ると，微熱ですから様子を見たくなりますね．膀胱炎じゃないか，と．ところが膀胱炎でこんなに脈が速くなるだろうか？心拍数は怖いですね．熱は重症度の評価には使えないのです．むしろ重症度に使われるのは，心拍数や呼吸数です．膀胱炎か腎盂腎炎かの識別ですけれども，迷ったらデルタ心拍数を計算する．風邪か肺炎か迷ったらデルタ心拍数を診る．体温は普段の体温からどのくらい上がっているかが大事です．普段の体温や心拍数が分からないときどうするか？その場合は，36.0℃，心拍数は70にしておいて，計算をしておくとよいでしょう．日野原重明先生もよく言われています，「普段の体温を覚えておきなさい」と．訪問診療の時には普段の体温は必ずチェックしておきたいものです．

Clinical Pearls
熱は重症度の評価には使えない．迷ったらデルタ心拍数を計算！

症例 10a（Box 10a）

Box 10a-1

６０歳男性

糖尿病・慢性腎臓病あり．

数日前より気分不良，食欲低下，悪心あり

昨日より見当識障害（I-3）．ER 受診．

VS：BP 140/90　HR 130　RR 34　BT 36.8

深くてはやい（Kussmaul）呼吸＋　尿臭＋

羽ばたき振戦＋

簡易血糖チェック 250mg/dl

ここでの特徴は Kussmaul 呼吸です．（Box10a-2）

メモ

糖尿病性ケトアシドーシス (DKA) の定義は，血糖 $\geq$ 250 mg/dl，$HCO_3 \leq$ 15mEq/L，血中ケトン陽性の３つを満たすものですが，満たさなくとも病態として近ければプレＤＫＡとしてＤＫＡに準じた治療を行うべきです．ただし，「Kussmaul 呼吸が認められるのは必ずしもＤＫＡのみならず」という事実をおさえることが重要です[18]．

第3章　バイタル&ビヨンド

Box 10a-2

正常呼吸

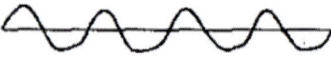

Cheyne-Stokes 型呼吸

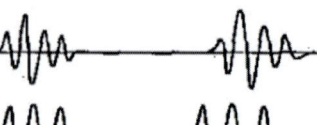

Biot 型呼吸

Kussmaul 型呼吸

Box 10a-3

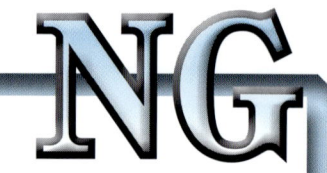

担当研修医 J

「Kussmaul 呼吸があって血糖は高めだし，糖尿病性ケトアシドーシスだろう．血液生化学検査をオーダーする．」

「まずはインスリン投与と生理食塩水の輸液で様子をみたいと思う．」

NG

症例 10a (BOX 10a)

Box 10a-4

OK

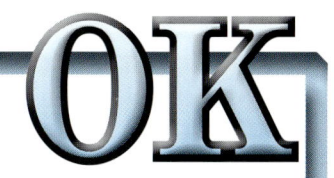

指導医 T

「Kussmaul 呼吸 → DKA のみならず」
「呼気尿臭＋, 羽ばたき振戦＋
　→尿毒症を考える」

A．尿毒症（慢性腎不全）：血中ケトン陰性．
BUN 110 Cr 10　K5.0
緊急透析で軽快した．

　呼吸が速いだけでなく深い．1 回換気量が大きい．これは Kussmaul 呼吸です．羽ばたき振戦は，手関節を背屈させてみるもので，羽ばたきの回数はそんなに速くないものです．手首の関節を伸展させてよくみてください．さて，Kussmaul 呼吸があって血糖が高い場合，どういう疾患をうたがいますか．救急の研修医のコメントは Box10a-3 です．糖尿病性ケトアシドーシスは脱水が著明ということですから，HR は速くなります．しかし，この症例でははばたき振戦と尿臭があります．指導医のコメントを見てみましょう（Box10a-4）．ポイントは Box10a-5 にありますように，代謝性アシドーシスはすべて Kussmaul 呼吸を呈する可能性があります．

Box 10a-5 Point 1

代謝性アシドーシス
　→ Kussmaul 呼吸をきたす．

・糖尿病性ケトアシドーシス
・アルコール性ケトアシドーシス
・尿毒症性アシドーシス
・乳酸アシドーシス

　このように必ずしも糖尿病性ケトアシドーシスだけが Kussmaul 呼吸を示すのではありません．では Kussmaul 呼吸の呼気臭による鑑別を Box10a-6 に示します．一方，はばたき振戦もいろいろな原因がありますね（Box10a-7）．

メモ
尿毒症の症例で認められる代謝性アシドーシスは，アンモニアの尿中排泄の低下以外にも，食事，腸管，骨の影響など，さまざまな機序が関与していると考えられています．一般的に，尿毒症性アシドーシスには食欲低下以外の症状に乏しいといわれています[19]．

Point 2 — Box 10a-6

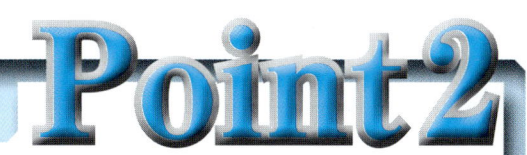

Kussmaul呼吸では呼気香りもチェック！

リンゴの香り（アセトン臭）
　→ DKA

尿臭
　→尿毒症（腎不全）

刺激臭
　→肝性脳症（肝不全）

嫌気性臭
　→嫌気性菌感染：歯周炎・膿胸・肺膿瘍

　肝不全や腎不全, CO_2ナルコーシスの場合などに代謝性脳症が起こります. 慢性呼吸器疾患で在宅酸素を行っている患者が風邪をこじらせたり, 気管支炎を起こすと CO_2ナルコーシスになる危険性があります. これらを早期に発見するのに有用なのがこの「羽ばたき振戦」です. このやり方を家族に教えておくと便利です. 私も以前診ていた患者に CO_2ナルコーシスで救急室に運ばれて気管挿管されてICU入院された方がいたのですが, 家族に「少しでも調子がわるかったら羽ばたき振戦があるかどうか見て下さい」と言いました. そうしたらあるとき電話があり, 風邪気味で調子が悪いのですが, 羽ばたき振戦がありますというのですぐつれてきてもらったので, 2回目の受診以降はなんとか挿管されずにすみました. 意識状態が悪くなってから運ばれたら挿管になります. CO_2がたまって意識が悪くなる前に受診することが大切です. 羽ばたき振戦があるときは救急外来へつれてこなくてはいけません. これを家族に教えて指導しましょう.

Box 10a-7 Point 3

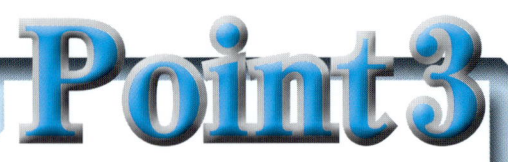

羽ばたき振戦を起こす疾患

- 代謝性脳症（もっとも多い）
  →肝性脳症・尿毒症・肺性脳症・低血糖
- 電解質異常
  →低K血症・低Mg血症
- 薬物中毒
  →アルコール・バービツレート・フェニトインなど
- 器質的脳障害（まれ）
  →中脳被蓋前部の病変（脳血管障害など）

Clinical Pearls
- Kussmaul呼吸→DKAのみならず．
- 呼気尿臭＋，羽ばたき振戦＋　→尿毒症を考える

症例10b（Box 10b）

Box 10b-1

８５歳女性

既往歴：陳旧性心筋梗塞，認知症．
５年前に大腿骨骨折．その後より寝たきり状態．
最近１年間で３度の心不全増悪にて入退院あり
今回は，数日前より呼吸状態がおかしいとのことで，
　訪問看護チームへ連絡あり．
VS：BP 90/40　HR 100　RR 16　BT 36.8
無呼吸と頻呼吸の交代性サイクルを繰り返していた．
アセスメントは？

　これは呼吸パターンのケースです．これはどういう呼吸の状態でしょうか？Cheyne-Stokes呼吸ですね．これは様々な原因で起こりますが，一般的には心不全か脳の障害か睡眠時無呼吸症候群です（Box10b-2）．
　この方のように，心不全でCheyne-Stokes呼吸が見られたらおおむね予後は数ヶ月以内と言われています．予後推定の意味でこれは重要なサインです．

Box 10b-2

A. 重度心不全による Cheyne-Stokes 呼吸
（無呼吸と頻呼吸の交代性サイクル）

Cheyne-Stokes 呼吸
心不全（予後不良）
両側大脳機能障害・脳幹機能障害
睡眠時無呼吸症候群などでみられる

メモ
とくに，昼間に Cheyne-Stokes 呼吸を認めた場合には，予後不良であることが示されています[20]．

Clinical Pearls
重度心不全による Cheyne-Stokes 呼吸
（無呼吸と頻呼吸の交代性サイクル）は予後不良

症例 11 (Box 11)

Box 11-1

７５歳男性

既往にアルコール依存症・胆石あり．

２日前より右上腹部痛あり．中等度悪寒＋

右上腹部痛が増悪するため ER 受診．

深吸気時に痛みが増強する．

VS：BP 120/70 HR 100 RR 34 BT 38.8

右上腹部に圧痛なし．

Murphy 徴候陰性．

　Murphy 徴候は，右の上腹部に手を深く差し込み，お腹を膨らまして呼吸をしてくださいと言いながら診てみます．痛みでお腹を膨らますことが出来なければ陽性です．研修医のコメントは Box 11-2 です．しかしながら，この症例で目立つのが呼吸数が速いことです．指導医のコメントは Box 11-3 です．上腹部痛で呼吸が速い場合は，胸腔内の疾患も考えるべきです．(Box 11-4)

Box 11-2

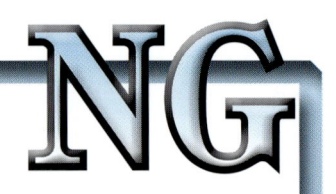

NG

担当研修医 K

「胆石の既往がある患者の右上腹部痛と発熱なので急性胆嚢炎だろう.」

「まずは腹部超音波検査をオーダー.」

メモ

上腹部痛患者において頻呼吸（＞毎分 30 回）を認める場合には，胸腔内疾患などの腹部臓器以外の疾患をまず考慮すべきという記述は，有名な Cope の急性腹症早期診断の教科書にも記載されている事項です[21].

Box 11-3

指導医 T

「上腹部痛＋頻呼吸（上腹部痛が主訴，
　しかし頻呼吸＞30/分あり）
　　→胸腔内疾患（胸膜炎・肺塞栓など）
　も考える」

A．右胸膜炎：エコー上，腹腔内に異常なし．
CXRで右胸水＋．胸水穿刺で診断．
抗菌薬投与にて軽快した．

　この症例の診断は胆のう炎ではなく胸膜炎でした．上腹部痛の鑑別ではまずお腹以外を考えましょう．真ん中でしたら心臓に近いですから心筋梗塞かもしれません．左右なら胸膜炎，肺炎，肺塞栓症かもしれません．ヒントは呼吸が速いなど，腹部疾患では説明のつかないバイタルサインの変化を捉えることです．医療安全で問題になるのは心筋梗塞を見逃したときです．心筋梗塞で見逃すのは，腹痛を主訴に来院してきた場合です．実際多くの例で心臓の下壁梗塞になると患者は腹痛を訴えて来院します．吐き気も訴えます．心筋梗塞の三大症状は，胸痛（腹痛），嘔吐，冷や汗です．患者が受診して，嘔吐している，冷や汗をかいているといったら，身体診察の後でまず行う検査は，心電図です．胃カメラではありません．心筋梗塞に心不全を合併すると呼吸も速くなります．

Box 11-4

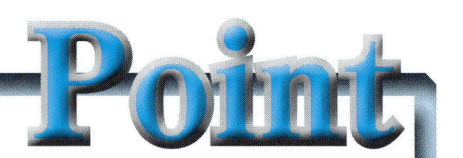

上腹部痛＋頻呼吸
　　→胸腔内疾患も考える！

・胸膜炎
・肺炎
・肺塞栓
・急性心筋梗塞＋心不全
・心膜炎

Clinical Pearls

上腹部痛＋頻呼吸（上腹部痛が主訴，しかし頻呼吸＞30/分あり）　→胸腔内疾患（胸膜炎・肺塞栓など）も考える

症例 12 (Box 12)

Box 12-1

６５歳女性
数年前より高血圧を指摘されるも放置
パチンコ遊戯中に突然左半身脱力を自覚．
救急車にて来院．
VS： BP 100/40 HR 100 RR 20 BT 36.8
顔面を含む左半身筋力低下＋ (MMT 3/5)
脳CT: 右大脳半球に Early Ischemic Sign を認めた．

研修医のコメントは Box 12-2 です．

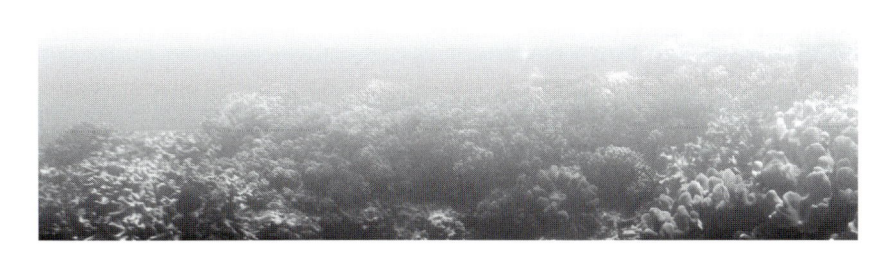

Box 12-2

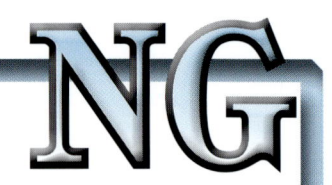

NG

担当研修医 L

「右大脳半球の脳梗塞だろう．」

「脳外科に相談して緊急血栓溶解療法の準備をしたいと思う．」

　Golden hour 3 時間以内の脳梗塞は tPA（血栓溶解療法）の対象です．この方は３０分以内の受診ですから適応範囲のように聞こえます．ただし，本当にこれでいいでしょうか？通常では，脳梗塞の場合，血圧が上がります．指導医のコメントは Box 12-3 です．この患者に tPA 療法を行ったら大変なことになってしまいます．急性大動脈解離には Stanford 分類で A 型と B 型があります．A 型は上行大動脈から始まるのですが，B 型は上行大動脈は OK です．問題になるのは頭に行く枝がやられるのが A 型で，脳梗塞を発症することがあります．重要なことは，Box 12-4 のように，「脳梗塞のみにショックなし」というパールです．

症例 12 (BOX 12)

Box 12-3

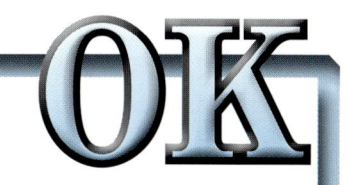

OK

指導医 T

「脳血管障害にしては血圧が低い
　　→他の疾患の合併も考えるべき」

Ａ．急性大動脈解離（Ａ型）：よく聞くと背部痛もあり．
血圧左右差＋
左手 BP　100/40
右手 BP　180/100
胸部造影 CT で診断．緊急で手術となった．

メモ

救急患者で意識障害を呈していた場合，ＳＢＰに注目すべきであり，脳の器質的疾患が原因のときにはＳＢＰは高くなります[22]．

Box12-4a Point

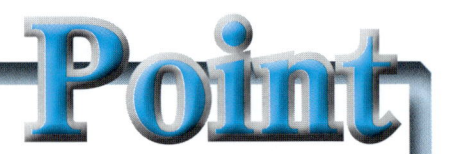

脳梗塞患者でのルーチン診察項目

① 意識レベル
② 神経学的所見
③ 頚動脈雑音
④ 四肢脈拍の対称性
⑤ 上肢血圧の左右差
⑥ 心臓の聴診

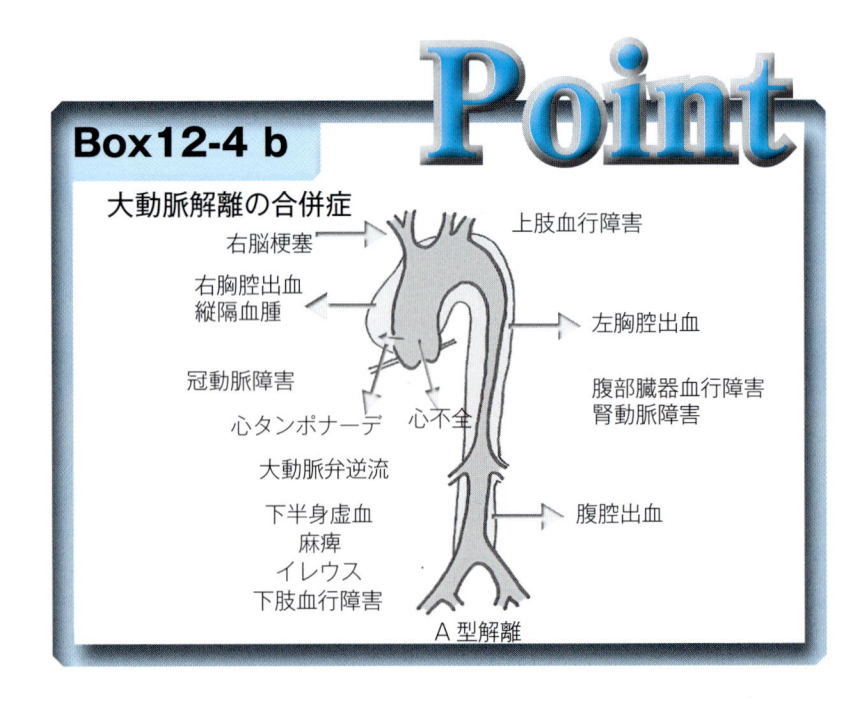

Box12-4 b Point

大動脈解離の合併症

- 右脳梗塞
- 上肢血行障害
- 右胸腔出血 縦隔血腫
- 左胸腔出血
- 冠動脈障害
- 腹部臓器血行障害 腎動脈障害
- 心タンポナーデ
- 心不全
- 大動脈弁逆流
- 下半身虚血 麻痺 イレウス 下肢血行障害
- 腹腔出血
- A 型解離

症例 12 (BOX 12)

　ここで大事なのは脈の左右差です．血管が障害される病気で急性期に来院した患者では必ず血圧の左右差を見ることが重要です．急性大動脈解離は何でもありで，A型で上行大動脈がやられると，冠動脈もやられることがあり，心筋梗塞になることがあります（多くの場合は下壁梗塞）．心筋梗塞だと思ったら急性大動脈解離ということもあるということです．心筋梗塞でも脳梗塞でも血圧の左右差をみましょう．足の血圧をルーチンで測ることは少ないと思いますが，少なくとも脈の対称性は触診で確認したいものです．急性大動脈解離の場合は，総腸骨動脈まで解離が及んでいる場合は，下肢の脈が触れない場合があります．胸背部痛の患者を診察するときは，四肢の脈を触診しますが，急性心筋梗塞や脳梗塞の患者でも四肢の脈を触診したいですね．また，大動脈解離以外でも脈が触れないことがあります．急に脈が弱くなるのは，急性動脈閉塞のように血栓が飛んだ場合があります．心筋梗塞の患者の場合は，心臓の動きが悪くなると壁在血栓ができやすくなり，はがれて流され脳梗塞を起こしたり，手足の急性動脈閉塞を起こしたりします．心房細動があっても，左心房が動かないので血栓が出来やすくなり，やはりはがれて流されます．脳塞栓だけでなく手足の動脈閉塞を起こすことがあります．ですから脳梗塞の患者は四肢の脈を触れなければいけません．まず橈骨動脈を左右同時に触診し，脈のボリュームを診ます．次に下肢に移り，足背動脈を診て，後脛骨動脈もチェックします．そして膝窩動脈と大腿動脈も診ます．

　追加ですが，ASO（慢性動脈硬化症）の場合の診察は，聴診器も使います．大腿動脈で雑音が聞こえたらASOの可能性があります．あと生理検査室で行うABI (ankle brachial index) があります．足と上腕の収縮期血圧を割り算し，0.8以下は異常です．通常は下肢の血圧が高いですが，動脈硬化症があると下肢の血圧が下がり，ABIが下がります．

Clinical Pearls
脳梗塞のみにショックなし！→他の要因も考える

第3章 バイタル＆ビヨンド

症例 13（Box 13）

Box 13-1

２５歳男性

既往なし．国道をバイクで走行中転倒．

頭部と全身を強打．

救急センター到着時，意識障害あり．

JCS 100 (III-1)．

VS：BP 90/40　HR 140　RR 18　BT 36.8

頭部 CT にて脳挫傷＋

恥骨部に圧痛＋

JCS100 ですから痛み刺激には反応しています．

Box 13-2

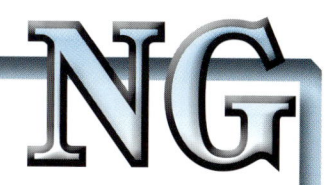

担当研修医 M

「脳挫傷による意識障害だろう．」

「脳外科に様子観察目的で入院させたい．」

　担当研修医は Box 13-2 のように考えました．血圧が低くて脈拍も速い．しかし，頭部外傷では普通は血圧が上がります．この患者は脳ヘルニアで血圧が下がるほど脳挫傷はひどくはありません．頭部 CT を見る前に意識障害でチェックするべきポイントとしては，瞳孔の左右差と対光反射の 2 つがあります．脳幹がやられると，瞳孔不同や対光反射の減弱または消失を認めます．内科的な意識障害の場合は，左右径が同じで対光反射が保たれていることが多い．内科的な意識障害には，低血糖，尿毒症，薬物中毒などがあり，瞳孔は左右径同じで対光反射は保たれています．

第3章 バイタル&ビヨンド

Box 13-3

指導医T

「頭部外傷のみにしては血圧が低い
→内臓損傷(肝損傷, 脾損傷, 大動脈損傷, 腎損傷)
や骨盤骨折なども考える.」

A．骨盤骨折：恥骨部に圧痛＋
エコーにて腹水＋　血管造影で診断．
緊急で血管塞栓術を施行し止血した．

OK

ところが脳外科的な意識障害は，左右差があって対光反射が片方が減弱していることがあります．この症例の場合はまた，血圧が低いのがおかしい，このまま入院させてはいけないということになります．指導医のコメントはBox 13-3です．意識障害がある場合，腹腔内に出血があっても自覚に乏しくわからないことがあります．積極的に疑わないとわからない．

メモ

骨盤骨折ではしばしば大量の体腔内出血を来し，急激な経過でショック状態に陥ることがあります．大量出血を伴う骨盤骨折と診断したら，迅速に血管内カテーテル塞栓術などを行うなどの対応が必要です[23]．

症例 13 (BOX 13)

Point 1

Box 13-4

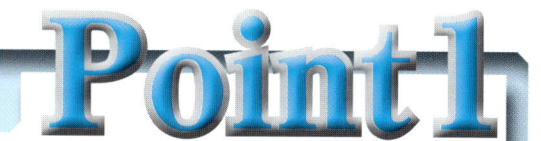

「頭部外傷のみにショックなし！」

・内臓損傷
　（肝損傷，脾損傷，大動脈損傷，腎損傷）
・骨盤骨折
・脊椎損傷（脊髄ショック）
・気胸
・心タンポナーデ

ポイントは Box 13-4 です．

推定出血量を文献的に調べると Box 13-5 のようになります．骨盤骨折は，大腿骨骨折よりも出血量は多いですね．高齢者の転倒の場合一番多い骨折部位は大腿骨頸部骨折です．これは早期に手術をしないと寝たきりになります．単鈍X線では見逃しもありますので要注意です．高齢者の場合骨が薄くて単鈍X線ではわかりにくいので，高齢者が転倒して歩けない場合には，骨折はあると考えたほうがよいと思います．

Point 2

Box 13-5

骨折部位と推定出血量

- 骨盤骨折（尿路損傷なし）　1000 〜 2000 mL
- 骨盤骨折（尿路損傷あり）　2000 〜 4000 mL
- 大腿骨皮下骨折　　　　　　 500 〜 1000 mL
- 大腿骨開放骨折　　　　　　1000 〜 2000 mL

Clinical Pearls

頭部外傷のみにしては血圧が低い→内臓損傷（肝損傷，脾損傷，大動脈損傷，腎損傷）や骨盤骨折や気胸・心タンポナーデなども考える．

症例 13 (BOX 13)

Box 13-6

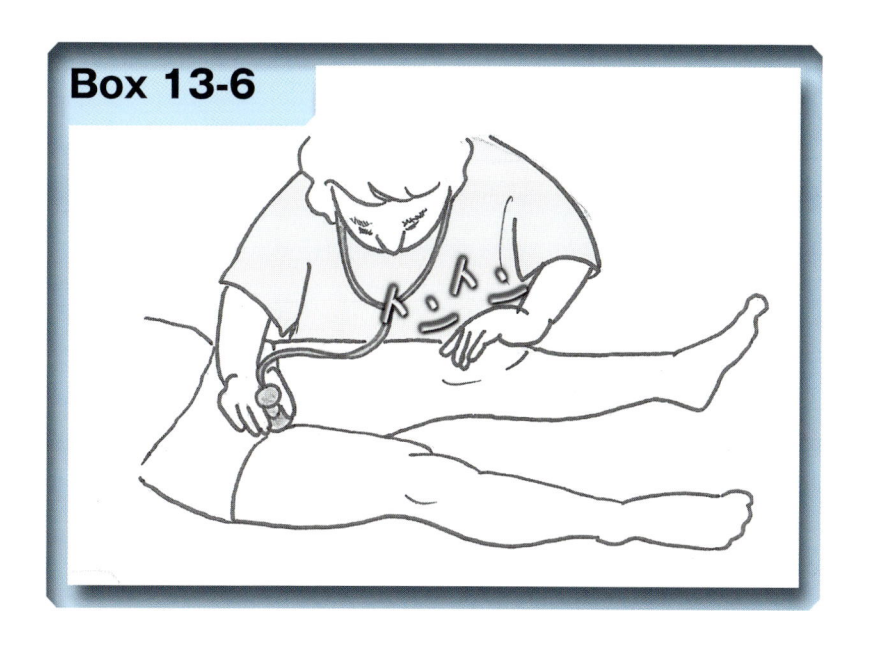

　ここで裏技ですが，聴診器で骨折を見つける方法があります(Box13-6)．恥骨結合部に聴診器の膜面を当てて聴診しながら，膝蓋骨左右を軽く叩きます．これを聴診的打診 auscultatory percussion と呼んでいます．単純X線より感度が高いともいわれています．骨折を起しているところは，骨が解離しており音の伝達が落ちますので聴診上音が減弱します．文献はたくさんありますが，あまり教科書には載っていません．

第3章 バイタル&ビヨンド

症例14（Box 14）

Box 14-1

４５歳女性
既往歴とくになし．沖縄石垣島へ旅行中．
沖釣りで釣れた熱帯魚を船上で食べ，
直後に気分不良＋
一過性の意識消失発作＋
洋上救急チームへ連絡あり．
VS：
BP 90/40 HR 40 RR 16 BT 36.8
下痢，嘔吐も認めた．

離島ではこのような洋上救急があります．徐脈があるようです．

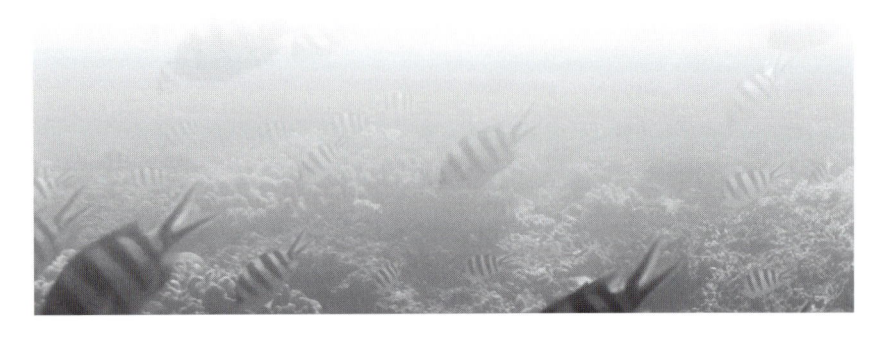

症例 14 (BOX 14)

NG

Box 14-2

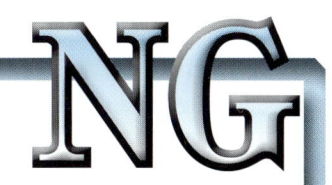

担当研修医 N

「洞不全症候群による失神だろう.」

「病院へ搬送し,緊急でペーシングを行ったほうがいいだろう.」

　担当研修医は Box 14-2 のように考えました.指導医のコメントは,Box 14-3 のとおりです.病歴のポイントは熱帯魚を食べた後の徐脈・下痢・しびれです.シガテラ中毒とは,熱帯地域で,もともとサンゴ礁に付着して住んでいる微生物が作った毒が食物連鎖によって大きくカラフルな熱帯魚に蓄積され,これを人が食べて起こります.最近では地球温暖化により海水温が上昇し,沖縄だけではなく関東地域などでも報告があります.シガテラ中毒ではペーシングは不要でアトロピンなどの治療で十分です.

Box 14-3

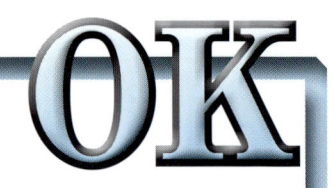

指導医 T

「熱帯魚摂取後に徐脈・下痢・しびれ
→シガテラ中毒を考える」

A．シガテラ中毒：
アトロピン 0.5mg 投与で徐脈は軽快．
輸液などの保存的治療で数日後軽快退院．

Clinical Pearls

熱帯魚摂取後に徐脈・下痢・しびれ →シガテラ中毒を考える

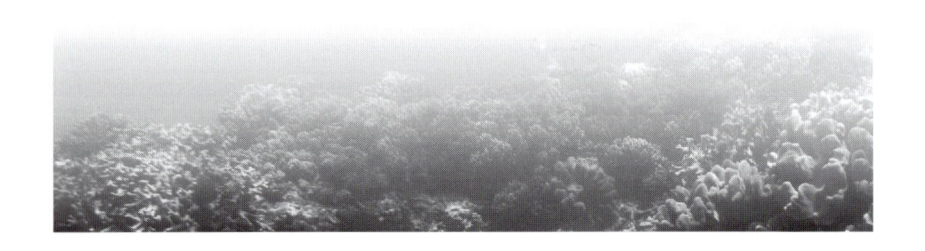

# 第4章

Q & A

Questions

- Q 82歳の女性で，背中が痛いというので血圧を測ったら左右差がありました．急性大動脈解離を疑ってすぐに指導医に連絡すべきでしょうか？

- Q 即時に指導医あるいは上級医に連絡すべきという基準はありますか？

- Q 血圧が異常に高い患者への対応について教えてください

- Q 小児のバイタルサインの診かたでの注意点は？

- Q バイタルサイン＋α（意識レベル，瞳孔反射，尿量）の診かたは？

- Q バイタルサインの最近のトピックスは？

- Q 高齢社会で今後在宅でのバイタルサインの診かたが重要となりますが，もう一度ポイントお願いします．

- Q 徳田先生は，バイタルサインをどのように修得されましたか？効率的な学習法はありませんか？

第4章 (Q&A)

Q 82歳の女性で，背中が痛いというので血圧を測ったら左右差がありました．急性大動脈解離を疑ってすぐに指導医に連絡すべきでしょうか？

A 高齢者で血圧にもともと左右差があるというのは結構います．でも連絡すべきと思います．

20mmHgくらい差があることは珍しくありません．動脈硬化が進みますと，四肢の血流が落ちて血圧に左右差をみることがあります．普段外来や訪問診療，あるいはリハビリでも前もってベースラインの血圧を調べておくことは大事です．とくに上肢において普段から左右差があるのは動脈硬化症の影響が多いですが，特別な病気では大動脈炎症候群などもあります．普段から測っておれば，緊急時に急性の所見としての重要性がわかります．

ベースラインを測る余裕もなくいきなり呼ばれた場合，症状がどのくらい強いかは，冷や汗の有無や全身状態，脈拍で判断します．高齢者の場合，認知症などで意志疎通がとりにくい場合は，やはり全身状態とバイタルサインです．バイタルの異常は重篤な疾患が隠れているサインです．

第4章 (Q&A)

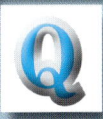

Q 即時に指導医あるいは上級医に連絡すべきという基準はありますか？

A Box15-1 に原則を示します．

　第一原則は，迷ったら呼ぶことです．もし見逃したら大変です．10回はずれても，11回目にはずさなければいいのです．迷ったらリスクを避ける方向をお勧めします．賭けは競馬，マージャン，宝くじでやってください．患者さんでは賭けはいけません．

　第二に，血圧で本当に差があるとすると，教科書的には10以上と言われますが，10未満は誤差範囲ですし，血圧は分単位で変動します．新たに背部痛が出現して，脈が速くなり，冷や汗が出た，血圧の左右差が10以上，これらの1つでもあれば受診することを勧めましょう．

　これらが全部無くても第六感というのがあります．何かおかしい，重篤感があると言う場合は受診を勧めましょう．家族が，「普段と全然違う，何かあります」といったら，何かあることが多いのです．毎日患者をみている人はよく観察していますので，介護されている方の観察で得られた情報は貴重なものがあると思いますので，必ずそれを踏まえて診療に当たることが医療従事者には必要だと思います．

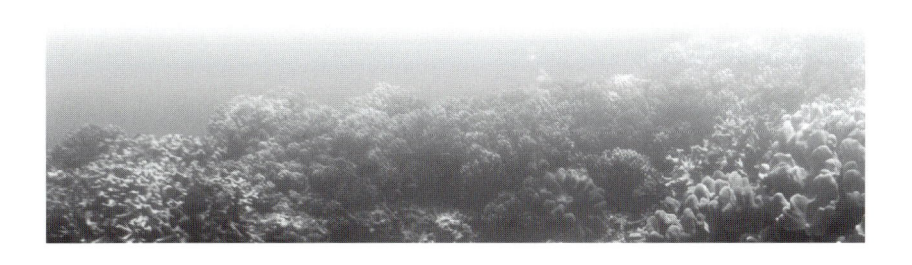

第4章 (Q&A)

Box 15-1 Point

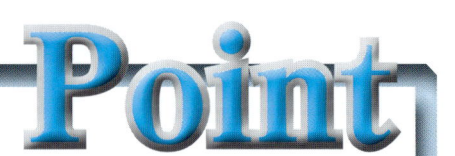

即時に指導医を呼ぶ基準は？

①迷ったら呼ぶ．

②脈が速くなり，冷や汗が出た，血圧の左右差が20以上，これらの1つでもあれば受診することを勧める．

③家族が，「普段と全然違う，何かあります」といったら，何かあることが多い．

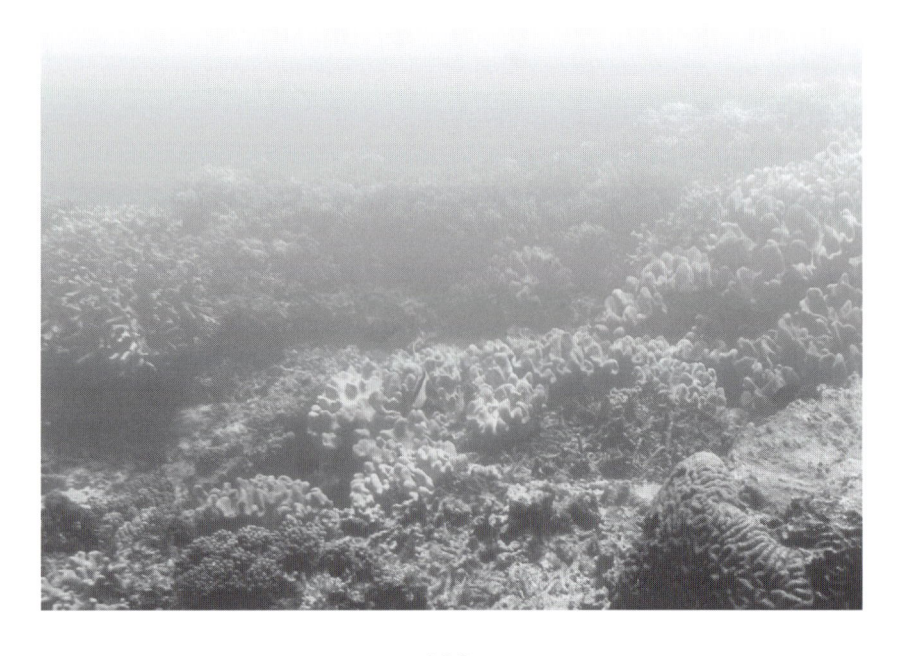

Q 血圧が異常に高い患者への対応について教えてください．

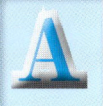

A 血圧が非常に高いときというのは，収縮期が200mmHgまたは拡張期が130 mmHgと思います．

　そうすると血圧が高いだけで，重大な疾患が隠されているという根拠になります．まず脳と心臓と大動脈の3つの病変は疑うべきです．
　まず，大動脈解離を疑ったら，1）血圧の左右差を測る，2）胸背部痛がないか聴く，3）全身の脈を触診する．脳は，脳出血と脳梗塞を疑います．これをチェックするには，CTを撮る前に，運動障害がないか，感覚の障害，構語障害，視野障害がないか．血管の病気は突然起こります．意識障害が出たら瞳孔の左右差，対光反射を見る．これがおかされていたら脳幹が障害されている可能性があります．これ以外に，高血圧性脳症というのもあります．拡張期血圧130を越える場合に疑います．この場合，1）頭が痛くなり，2）吐き気，3）視力低下，4）意識障害も起こります．身体所見で眼底をチェックし，視神経乳頭部を見てみますとうっ血乳頭が出ていれば高血圧性脳症を疑います．

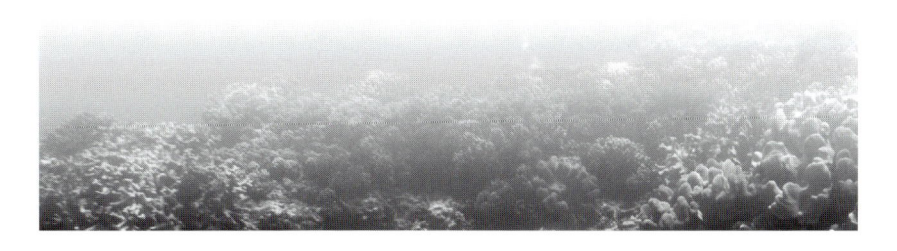

第 4 章 (Q&A)

　次は心臓です．心不全がないかどうか．心不全の診るポイントは，1）頸静脈を見る，2）心尖拍動が，胸骨の正中線から10cm以上離れていないかどうか見てください．外頸静脈の怒張や内頸静脈の皮膚の動きを診ます．ひどい人は右の耳たぶが動いている人がいますが，静脈圧が上がったためです．そして心尖拍動を見て下さい．正常は正中線から10cm以内ですから，心拡大がある場合10cm以上になります．心音では過剰心音として3）3音が聞こえます．心尖部に聴診器のベル型を当てます．低い音はベル，高い音は膜で聴診器を使い分けましょう．3音はかなり低い音ですからベルを心尖部に当てます．タイミングとしてはS1,S2のあとに低い3音が聞こえます．日野原重明先生が言われるように，オーケストラでも特定の楽器の音を聞くときにはその楽器に集中して聞かなければいけません．3音の聴診でも3音に集中して聞くことが大切です．この3つ＋肺のcrackle音があれば心不全を疑う．心不全でのバイタルサインは，当然血圧は高く，心拍数も速く，呼吸数も速い．

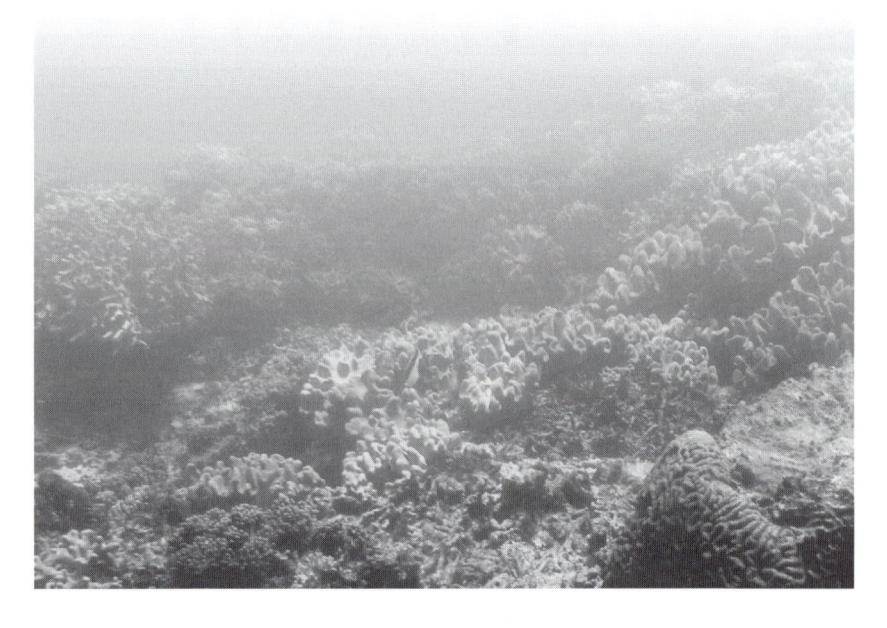

Q 小児のバイタルサインの診かたでの注意点は？

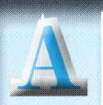

A 小児といっても年齢によって差があります．

　新生児,乳児,幼児,それから学童と,それぞれのバイタルサインの基準値が異なります．その基準値をきちんと把握していないと正常を異常と判断してしまいます．バイタルサインの解釈上小児で問題となるのは,血圧は小児の場合は低めであるということです．血圧が低いことに加えて,末梢の臓器障害のサインが認められた場合に,ショックバイタルと言えます．

　小児のバイタルサインで最も重要なのは,私は呼吸数であると思います．小児の急性疾患で問題となるのは,敗血症と肺炎,心不全です．これを見逃さないことが望まれますが,その鍵となるのが呼吸数です．脈拍が速くなるのは普通のウイルス感染症でも小児ではたいてい認められます．ところが呼吸数が速い場合には,ウイルス感染症ではなく細菌感染症であることが疑われます．肺炎,敗血症,心不全という重篤な疾患が隠れていますので,とくに救急室で小児を診る時は必ず呼吸数をチェックしましょう．呼吸数は年齢のグループによって基準値の範囲が異なりますので,新生児,乳児,幼児,学童それぞれの基準となる呼吸数の範囲を把握しておきたいものです．最近注目された新型インフルエンザによる呼吸不全,ウイルス性肺炎が問題となりましたが,早期発見の方法として勧められたのが,呼吸数が速いということでした．これは論文として発表されましたようです[1]．

　小児ではかぜ症候群様でも重篤な合併症を見つける場合に,呼吸数の評価は重要です．そして細菌感染症をウイルス感染症と区別するためにも,呼吸数は重要です．

第 4 章 (Q&A)

Q バイタルサイン＋α（意識レベル,瞳孔反射,尿量）の診かたは？

A ＋αとして,意識レベル,対光反射に代表される脳幹の反射,そして尿量が取り上げられます.

　まず意識レベルについて見ていきますと,一般的にJCS（Japan Coma Scale）が使用されています.大きく3段階に分け,それぞれがまた3段階に分類されて評価されます.国際的には,GCS（Glasgow Coma Scale）が使用されています.両者ともメリットもあり,また弱点もあることが指摘されていますが,現場で使いやすいものを用いればよいと思います.強調したい点は,JCSやGCSをスコア化して意識レベルを評価するだけでなく,具体的に患者の意識レベルがどうなのかをnarrativeに評価してほしいということです.たとえば,「錯乱状態で興奮して落ち着きがない」とか,あるいは「傾眠状態で呼びかけるとすぐ眼を覚ますがすぐ眠ってしまう」などです.この両者では全く違いますから,スコアにするのも大事ですが,具体的な意識レベルの評価が求められます.患者ひとりひとり意識レベルの表現型は違います.同じスコアの点数では評価できない,人間の意識という多様な状態の表現であり,それを忠実に表現することにより,正確な鑑別診断が可能となります.

　脳幹反射は,意識レベルに異常が認められた場合に重要な所見となります.特に対光反射は大切です.対光反射は脳幹機能を評価する検査でもあります.瞳孔の左右差も重要です.瞳孔径が具体的に何mmなのかと,左右差がないか,そして対光反射が迅速なのか,それともゆっくりなのか,あるいは全く消失しているのか.これらを正確に記載して,そこから意識障害の鑑別診断が絞られてくることになります.意識障害があって対光反射が障害されている場合は,脳の器質的な疾患が疑われます.すなわち意識障害の原因は,大きく分けて,1）代謝性の原因による疾患と,2）器質

的な原因による疾患に分けられますが,もし脳幹の異常が認められる場合は,中枢神経系とくに脳幹の障害を原因とする意識障害であることが多いのです.

　尿量は,バイタルサインに次いで重要と言われます.腎臓に流れる血液をろ過することによって生成された尿が,尿細管を通過して腎盂を経由して尿管から膀胱へ流れ体外へ排出されます.尿量を経時的にモニターすることで,腎臓に流れる血流を評価することができます.血圧が低い場合は,臨床的にショックなのかそうではないのかの判断が重要になるのですが,そのときに尿量を測定して20mL/時間以下であれば,成人の場合臨床的にショックであると言ってよいと思います.1時間に20mLの場合は,1日で480mLとなります.一般的に乏尿と呼ばれるのは500mL/日以下を指しますから,20mL/時間以下の場合は24時間待つまでもなく,ショックの鑑別診断とそれに対する治療を進めるべきということになります.すなわち尿量の評価は時間単位で行うことが望まれます.

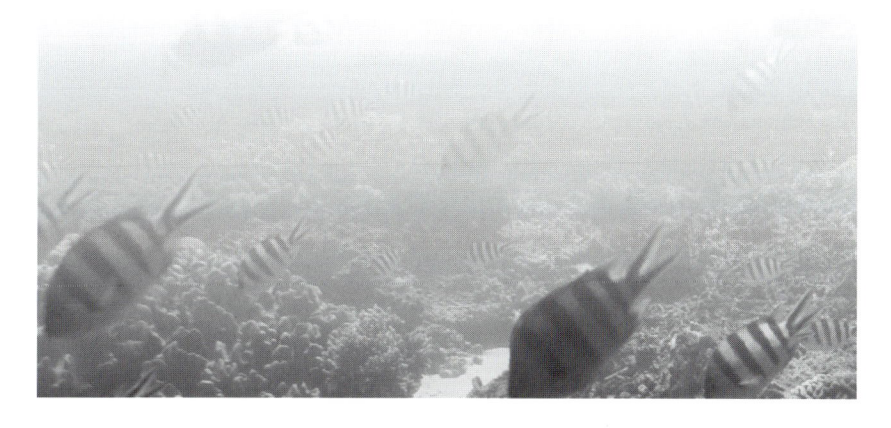

第4章 (Q&A)

Q バイタルサインの最近のトピックスは？

A 古典的なバイタルサインと新しいバイタルサインと，2つに分けるとわかりやすいと思います．

　古典的なバイタルサインは血圧，脈拍，呼吸，体温ですが，最近ではそれに加えて様々な生命の身体徴候もバイタルサインと呼んできちんと評価したほうが良いのではないかと種々の論文で指摘されています[2]．その中でよく言われているのが，痛みです．Painの10段階評価というのがあります．一番痛い場合を10とし，全く痛くないのを0とすると，半定量的ではありますがスケールができます．痛みは自覚的で他覚的な定量はできないのですが，救急室で頭，胸，背中，お腹が痛いと言って患者が来院したら，どれくらい痛いのかについて，バイタルサインをとるように，10段階で聞いています．1/10と9/10ではぜんぜん違います．1/10だったら単に胸壁の痛みかもしれません．もちろん1/10でも重篤な疾患が隠れているかもしれませんが，より強い痛みの場合はより重篤な疾患が隠れている可能性があります．たとえば急性大動脈解離や大動脈瘤破裂のような重篤な疾患は痛みの程度は強いということは重要なポイントです．

　さらには痛みをバイタルサインでとらえるメリットは，痛みそのものが患者本人の苦痛となっているのですから，その治療も診断的な検査と並行して早期から行うことができるというメリットもあります．急性腹症では，痛み止めは使ってはいけないと古い教科書には書かれていました．痛み止めを使うと腹部所見がマスクされ，痛み止めを使ったために診断が遅れると言われていたのです．ところが最近の研究によると，痛み止めを使っても診断の遅れにはならないということが証明されました[3]．お腹が痛いと言って七転八倒しているのに，診断が遅れるからといって1時間も2時間もそのまま様子をみるのではなく，患者の苦痛を取り除く

べきです．最近は治療を行いながら適切な検査を行えば診断の遅れにはならないと考えられています．きちんとした診断的な検査を早期から行うことによって痛みのコントロールを早期から実施するという立場が望ましいとされています．

　そのほかではSpO_2が挙げられます．SpO_2はパルスオキシメータで測定されますが，あまりにも一般化されていて，在宅医療でも頻繁に使われています．強調したいのは，SpO_2を測定することを呼吸数測定の代わりにすることへの注意です．SpO_2が正常なら呼吸数を測定しないでもよいという誤った考えを持つ人が多いのです．COPDの急性増悪の場合，SpO2が同じ90であっても，呼吸数が20回の場合と40回の場合には治療は全く異なります．呼吸数が20の場合は，それほどあわてる必要はありませんが，呼吸数が40のときは重症のCOPDの急性増悪です．ですから呼吸数の測定なしにCOPDの重症化の評価はありえません．しかし実際の医療現場では呼吸数の測定がなされていない施設が多いのです．また血液ガス分析でも，PCO_2が60mmHgだとすると，正常が40ですから20上がっているのですが，呼吸数が20であれば慢性の呼吸性アシドーシスのことが多いです．ところが呼吸数が40であれば，急性あるいはAcute on chronicと呼ばれる急性の呼吸性アシドーシスを意味します．呼吸数の測定なしに動脈血ガス分析の結果だけで呼吸不全を評価しようとすると大きな落とし穴が待ち構えています．

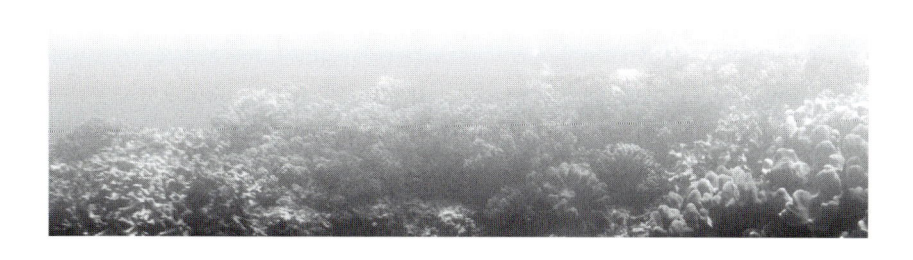

第4章 (Q&A)

Q 高齢社会で今後在宅でのバイタルサインの診かたが重要となりますが,もう一度ポイントお願いします.

A 在宅の場合,高齢者で日常生活活動(ADL)が低下している患者が多い,

バイタルサインの測定で重要なのは,普段のバイタルサインのbaseline値を覚えておくことです.普段と比べてどの程度変化したのかを在宅では確認することができます.訪問するごとにバイタルサインをチェックするのです.すなわち普段の安定期の値をチェックする.血圧が今回90であれば前回はいくらか,前回150なら明らかに下がっている.しかし前回100なら,もともと100前後かもしれないのであわてる必要はありません.普段の血圧あるいは呼吸数がどの程度であるかを評価することが大事です.加えて,体温も特に高齢者は基準値に幅があります.個人差が大きいですが,高齢になると正常でもやや低体温気味になります.

35℃1′や35℃3′の人もいます.このような人が36℃5′になると発熱状態なのです.ここで重要なのは,体温を測定するときにbaselineを知っておかないと思わぬピットフォールに陥ることがあるということです.

第4章 (Q&A)

Q 徳田先生は，バイタルサインをどのように修得されましたか？ 効率的な学習法はありませんか？

A これは初期研修をどこで受けたかによって決まります．

　初期研修を急性期の病院で行い，バイタルサインを重視した指導医と屋根瓦方式の研修を受けることです．バイタルサインが日常の症例プレゼンテーションのコアとなって取り込まれていることが大事です．症例のプレゼンテーションにバイタルサインがないことはありえません．病歴，身体所見の順で症例のプレゼンテーションが行われますが，身体所見にバイタルサインが入っているのが良い研修病院で，それが入っていないのは厳しい研修病院かもしれません（笑）．私の場合は幸運なことに，研修病院では常にバイタルサインの議論が入っていました．「バイタルサインの評価なしに，プレゼンテーションはない」とされていたのです．この繰り返しでバイタルサインが自然にからだに染み込んでいました．その大部分は耳学問ではありますが，屋根瓦方式で1年，2年先輩の研修医から直接厳しく指導されたものです．バイタルサインが患者の重症度，病態を把握するのに役立つことを身にしみて教わりました．そして最終的には，そこの指導医が自らバイタルサインを重視して，その重要性を認識していることが良い研修病院であると思います．そういう意味では日野原重明先生（聖路加国際病院理事長）が生涯バイタルサインを追求されている，あるいは宮城征四郎先生（沖縄県立中部病院元院長）がいまでもバイタルサインを最もお得意でレクチャーをされていることを考えますと，研修医が集まる病院とは，バイタルサインが重要であることをどの程度指導医が認識しているかをバロメータとして測れるのではないでしょうか？

第 4 章 (Q&A)

　私は,各地の研修病院に呼ばれたとき救急室を見学するようにしています.そこでカルテをチェックしますと,呼吸数を記載している病院と記載していない病院があることがわかりました.呼吸数を必ず測定している病院が,優れた研修病院であることが,私の empiric な観察から確認済みです（笑）.本書の読者も,病院見学あるいは後期研修の面接に行かれるときには,まず救急室に行き,カルテをチェックしてください.呼吸数が記載されてなければ研修に行く価値はないだろうと結論付けたいと思います.

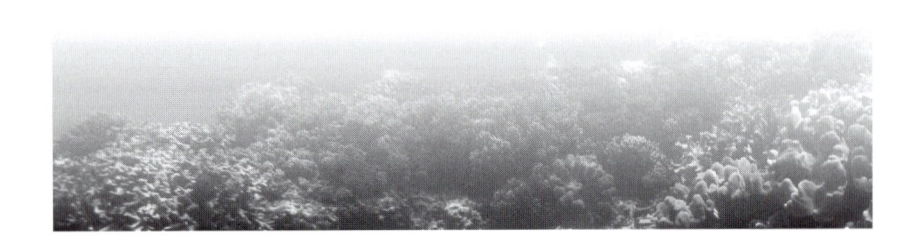

参考文献

第 1 章

1) Tokuda Y, Miyasato H, Stein GH, Kishaba T. The degree of chills for risk of bacteremia in acute febrile illness. American Journal of Medicine 2005;118(12):1417.

2) Tokuda Y, Miyasato H, Stein GH. A simple prediction algorithm for bacteremia in patients with acute febrile illness. Quarterly Journal of Medicine 2005;98(11):813-20.

3) Guyton, A.C.;Hall, J.E. Textbook of Medical Physiology, 11th ed. Saunders, 2005.

第 2 章

1) Cohn, S.M.;Nathens, A.B.;Moore,F.A, et al. Tissue oxygen saturation predicts the development of organ dysfunction during traumatic shock resuscitation. J Trauma. 2007,vol.62,no.1,p.44-54.

2) McGee, S.;Abernethy ,W.B.3rd.;Simel, D.L. The rational clinical examination. Is this patient hypovolemic? JAMA. 1999,vol.281,no.11,p.1022-1029.

3) Tang, M.L.;Osborne, N.; Allen, K.. Epidemiology of anaphylaxis. Curr Opin Allergy Clin Immunol. 2009,vol.9,no.4,p.351-356.

4) Jacobi ,J. Pathophysiology of sepsis. Am J Health Syst Pharm. 2002,vol.59 Suppl 1:S3-8.

5) Tokuda, Y.;Miyasato, H.;Stein, G.H.;Kishaba ,T. The degree of chills for risk of bacteremia in acute febrile illness. Am J Med. 2005,vol.118no.12,p.1417.

参考文献

6) Geerlings, S.E.;Hoepelman ,A.I. Immune dysfunction in patients with diabetes mellitus (DM). FEMS Immunol Med Microbiol. 1999,vol.26,no.3-4,p/259-265.

7) Roy, C.L.;Minor,M.A.;Brookhart, M.A.; Choudhry,N.K. Does this patient with a pericardial effusion have cardiac tamponade? JAMA. 2007,vol.297,no.16,p.1810-1818.

8) Hernandez, C.; Shuler, K,.;Hannan ,H.; Sonyika ,C.;Likourezos, A.;Marshall J. C.A.U.S.E.: Cardiac arrest ultra-sound exam--a better approach to managing patients in primary non-arrhythmogenic cardiac arrest. Resuscitation. 2008,vol.76,no.2,p.198-206.

9) Hoffman, R.P. Sympathetic mechanisms of hypoglycemic counterregulation. Curr Diabetes Rev. 2007,vol.3,no.3,p.185-193.

10) Tanaka ,M.;Miyazaki, Y.;Ishikawa ,S.;Matsuyama, K. Alcoholic ketoacidosis associated with multiple complications: report of 3 cases. Intern Med. 2004,vol.43,no.10,p.955-959.

11) Chen ,L.; Reisner, A.T.;McKenna ,T.M.;Gribok, A.;Reifman J. Diagnosis of hemorrhage in a prehospital trauma population using linear and nonlinear multiparameter analysis of vital signs. Conf Proc IEEE Eng Med Biol Soc. 2007,vol.2007,p.3748-3751.

12) Essop, M.R.;Nkomo, V.T. Rheumatic and nonrheumatic valvular heart disease: epidemiology, management, and prevention in Africa. Circulation. 2005,vol.112,no.23,p.3584-3591.

13) Dalan ,R.;Leow, M.K. Cardiovascular collapse associated with beta blockade in thyroid storm. Exp Clin Endocrinol Diabetes. 2007,vol.115,no.6,p.392-396.

14) Kucik ,C.J.;Martin, G.L.;Sortor, B.V. Common intestinal parasites. Am Fam

Physician. 2004,vol.69,no.5,p.1161-1168.

15) Zaha ,O.;Hirata ,T.;Kinjo, F.;Saito ,A. Strongyloidiasis--progress in diagnosis and treatment. Intern Med. 2000,vol.39,no.9,p.695-700.

第 3 章

16) Schneider, J.I. Rapid infectious killers. Emerg Med Clin North Am. 2004,vol.22,no.4,p.1099-1115.

17) Wagenlehner, F.M.; Weidner, W.;Naber, K.G. Optimal management of urosepsis from the urological perspective. Int J Antimicrob Agents. 2007,vol.30,no.5,p.390-397.

18) Kitabchi, A.E.; Nyenwe,E.A. Hyperglycemic crises in diabetes mellitus: diabetic ketoacidosis and hyperglycemic hyperosmolar state. Endocrinol Metab Clin North Am. 2006,vol.35,no.4,p.725-51, viii.

19) Messa, P.;Mioni, G.;Maio ,G.D, et al. Derangement of acid-base balance in uremia and under hemodialysis. J Nephrol. 2001,vol.14 ,Suppl 4:S12-21.

20) Brack ,T.; Thuer ,I.;Clarenbach, C.F, et al. Daytime Cheyne-Stokes respiration in ambulatory patients with severe congestive heart failure is associated with increased mortality. Chest. 2007,vol.132,no.5,p.1463-1471.

21) Silen, W.; Cope Z. Cope's early diagnosis of the acute abdomen. 21st ed New York: Oxford University Press,2005.

22) Ikeda ,M.;Matsunaga ,T.; Irabu, N.; Yoshida ,S. Using vital signs to diagnose impaired consciousness: cross sectional observational study. BMJ. 2002,vol.325,no.7368,p. 800.

23) Stein, D.M.;O'Toole ,R.;Scalea ,T.M. Multidisciplinary approach for

参考文献

patients with pelvic fractures and hemodynamic instability. Scand J Surg. 2007,vol.96,no.4,p.272-280.

第 4 章

1) Kaufman, M.A.; Duke, G.J.; McGain, F .; French, C.; Aboltins ,C .et al.
Life-threatening respiratory failure from H1N1 influenza (human swine influenza) Medical Journal of Australia. 2009,vol. 191, no. 3, p. 154-156.

2) Merboth ,M.K.; Barnason,S.Managing pain: the fifth vital sign.
Nursing Clinics North America. 2000 ,vol.35,no2,p.375-383.

3) Manterola ,C.; Astudillo,P.; Losada ,H.;Pineda ,V.; Sanhueza A, Vial, M. Analgesia in patients with acute abdominal pain.
Cochrane Database Systematic Review. 2007 vol. 18,no.3,CD005660.

Index

英文

ABI（ankle brachial index） 119
AF 16
—— 時の脈格差 88
auscultatory percussion 125
Baseline BP 11
Biot 型呼吸 19,104
Cheyne-Stokes 呼吸 109
—— 型呼吸 19,104
Crackle 85
diastolic blood pressure (DBP) 25
Jugular venous pressure (JVP) 9,51
Kussmaul 型呼吸 104
—— 呼吸 19,103
Murphy 徴候 111
Pain の 10 段階評価 138
SpO_2 139
systolic blood pressure (SBP) 25
tPA（血栓溶解療法） 116

あ

アナフィラキシー 84
—— ショック 11,57
アルコール 108
—— 性ケトアシドーシス 82,106
圧痛 61
安静の弊害 37

い

意識障害 2,3,4
意識レベル 136
痛み 138

う

うつ伏せ 37

え

腋窩の乾燥 64
炎症の 4 大徴候 61

お

オスラー流回診 32
悪寒 66
—— 戦慄 12,27,66
—— の 3 分類法 12
—— の程度 27

か

臥位 4,46
拡張期血圧 25,40
冠血流 2
—— の低下 43
肝性脳症（肝不全）107,108
眼瞼結膜 3,45

き

気胸 123
起座呼吸 74
器質的脳障害 108
寄生虫 92
気分不良 2,43
奇脈 13,72
吸収不良症候群 92

147

Index

き
急性心筋梗塞　84
　── ＋心不全　20,114
緊張性気胸　14,78,84
胸膜炎　20,114

け
けいれん　2,43
頚静脈　6
　── 圧の測り方　9
　── 圧波形　52
　── 三角　10
　── 怒張　76
　── の波形　7
軽度悪寒　12,27,66
血圧　4,40
　── が異常に高い患者　133
　── の左右差　119,130
　── のしくみ　24
血管拡張性ショック　11,15,84
嫌気性菌感染　107
　── 臭　107

こ
交感神経刺激　32
甲状腺機能亢進症　17,89,91,92
　── 腫大　90
効率的な学習法　141
呼吸数　36,40
　── の測定　139
呼吸調節の基礎　34
骨折　22
　── 部位と推定出血量　124
骨盤骨折　123
古典的なバイタルサイン　138

さ
座位　4,46
細菌感染症　98
　── 性尿路感染症　101
左心室圧　31
左房圧　31

し
シガテラ中毒　128
ショック　2,43
　── バイタル　15
　── ＋頻呼吸　67
　── の鑑別診断　15,84
　── の評価　11
刺激臭　107
四肢の脈　119
　── の脈拍　21
舌のしわ　64
指導医を呼ぶ基準　132
収縮期血圧　25,40
重症心不全　84
　── 脱水　84
　── 度　102
　── 肺塞栓　14,78,84
主要臓器循環障害　2,43
腫脹　61
消化管出血　50
小児のバイタルサイン　135
上腹部痛　20
　── ＋頻呼吸　113,114
の鑑別　113
静脈圧　50
　── の測り方　55

Index

し
- 心タンポナーデ 14, 20, 78, 84, 123
- 心筋虚血 2, 43
- ── 梗塞の三大症状 113
- 心源性ショック 15, 81, 84
- 心周期と脈拍の関係 30
- 心不全 114
- 心拍数 40
- 心膜炎 20, 114
- 神経原性 84
- 腎血流 2
- ── の低下 43

す
- スクラッチテスト 35
- 睡眠時無呼吸症候群 109

せ
- 清拭 38
- 脊椎損傷 123
- 前頭部腫脹 17

そ
- 僧帽弁狭窄症 87

た
- タール便 46
- 第5のバイタルサイン 50
- 体温 40
- ── 調節の基礎 26
- 体重減少 92
- 代謝性アシドーシス 106
- ── 脳症 108
- 大腿骨頸部骨折 123
- 大動脈解離の合併症 118
- 脱水 51
- 大量出血 84

ち
- 中等度悪寒 12, 27, 66
- 中脳被蓋前部の病変 108
- 聴診器 22
- ── 的打診 22, 125

て
- ティルトテスト 5, 50
- ── 陽性 50
- デルタ心拍数20のルール 18, 98
- 低K血症 108
- 低Mg血症 108
- 低血圧 2, 43
- 低血糖 81, 108
- ── の鑑別診断 83
- 低容量性ショック 15, 84
- 手のひら 3, 45
- 電解質異常 108

と
- 糖尿病 92
- ── 性ケトアシドーシス 103, 106
- 頭部外傷 123
- 動脈圧 31

な
- 内臓損傷 123

に
- におい 19
- 乳酸アシドーシス 106
- 尿臭 107
- 尿毒症 105, 108
- ──（腎不全） 107

Index

に
尿毒症性アシドーシス　106
尿量　137
尿路感染症　101

ね
熱感　61
熱放散の機序　27

の
脳幹反射　136
脳血流　2
　── の低下　43
脳梗塞　116
　── 患者　21
　── 患者でのルーチン診察項目
　　118

は
バービツレート　108
バイタルサイン　40
　── の診かた　31
　── の由来　24
　── の最近のトピックス　138
バイタルの逆転　51
肺炎　20，114
敗血症　12，84
　── 性ショック　64
肺性脳症　108
肺塞栓　20，114
羽ばたき振戦　103，107
　── を起こす疾患　108

ひ
皮膚のツルゴールの低下　64
非ステロイド性消炎鎮痛剤　45
貧血　3，45
頻呼吸　20，65，112

ふ
フェニトイン　108
プレショック　48
副交感神経　32
普段のバイタルサイン　140

へ
閉塞性ショック
　　14，15，76，78，84

ほ
乏尿　2，43
発赤　61

み
脈　4
脈格差　16，86
脈拍の増加　49
　── リズムの不整　85

や
薬剤（やせ薬・覚醒剤など）92
薬物中毒　108
屋根瓦方式　141

り
リンゴの香り（アセトン臭）
　107

150

「ジェネラリスト・マスターズ」シリーズ ③
バイタルサインでここまでわかる！— OKとNG

2010年8月30日　第1版第1刷
2011年1月14日　第1版第2刷 ©

著　　者　徳田安春
発 行 人　尾島　茂
発 行 所　株式会社　カイ書林
　　　　　〒113-0021　東京都文京区本駒込4丁目26-6
　　　　　電話　03-5685-5802　FAX　03-5685-5805
　　　　　Eメール　generalist@kai-shorin.com
　　　　　HPアドレス　http://kai-shorin.com
　　　　　ISBN　978-4-904865-02-6　C3047
　　　　　定価は裏表紙に表示

印刷製本　二美印刷株式会社
　　　　　© Yasuharu Tokuda

JCOPY　＜(社)出版者著作権管理機構　委託出版物＞

本書の無断複写は著作権法上での例外を除き禁じられています．複写される場合は，そのつど事前に，(社)出版者著作権管理機構（電話 03-3513-6969, FAX 03-3513-6979, e-mail: info@jcopy.or.jp)の許諾を得てください．

読者の日常診療に直ちに影響を与える本
「ジェネラリスト・マスターズ　シリーズ」　刊行開始

Generalist Masters ①「胸部X線診断に自信がつく本」

- 郡　義明　（天理よろづ相談所病院　総合診療教育部部長）
- 定価　2,940円（本体2,800円+税5%）
- ●A5　●200ページ　●X線・CT写真139枚　●2010年2月
- ●ISBN 978 - 4 - 904865 - 00 - 2
- 本書の2大特色
  ① 139枚の秘蔵のX線・CT写真で胸部X線診断の考え方を解説します．
  ② 到達可能なゴールを設定し，学習目標を明確化しました．

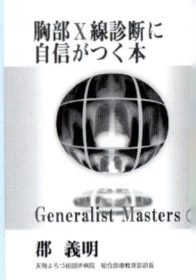

Generalist Masters ②「腎臓病診療に自信がつく本―Basic & Update」

- 小松康宏　（聖路加国際病院腎臓内科部長）
- 定価　3,780円（本体3,600円+税5%）
- ●A5　●304ページ　●2010年8月
- ●ISBN 978 - 4 - 904865 - 01 - 9
- 本書の2大特色
  ① 豊富な文献に裏付けられた国際基準で妥当と考えられる内容の本です．
  ② 腎臓病診療のBasicとUpdateを，25のキークエスチョンから平易に解説します．

Generalist Masters ③「バイタルサインでここまでわかる!―OKとNG」

- 徳田安春　（筑波大学水戸地域医療教育センター教授）
- 協力　日野原重明（聖路加国際病院理事長）
- 定価　2,940円（本体2,800円+税5%）
- ●A5　●150ページ　●2010年8月
- ●ISBN 978 - 4 - 904865 - 02 - 6
- 本書の2大特色
  ① よい例(OK)と悪い例(NG)をあげて，バイタルサインのみかたをわかりやすく教えます．
  ② 日野原重明先生が，著者と対話して，バイタルサインの奥義を読み解きます．

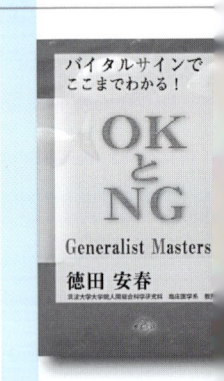

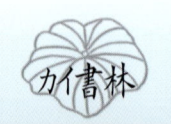

株式会社カイ書林

〒116-0021　文京区 本駒込4丁目 26-6
TEL 03-5685-5802　FAX 03-5685-5
E-mail generalist@kai-shorin.com